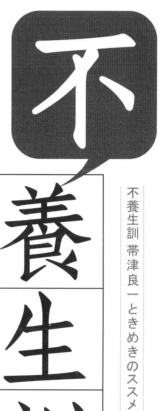

# 不養生訓

不養生訓 帯津良一ときめきのススメ

喝酒、不忌口、談戀愛！
過得快樂，才是人生！

日本知名醫師
帶津良一 著
陳朕疆 著

前言

# 「不養生」，才養生

我在癌症的治療現場，以理想的治療方式——整全醫學，已有治療病患超過30年的時間。我認為癌症並非只是身體上的疾病，與心理及壽命也有很深的關係。因此在面對癌症的時候，除了身體狀況之外，也要把心理狀況、壽命一起考慮進來，從整全醫學的觀點來治療癌症。

想要掌握生病這件事，必須了解人體的運作，不能只看生病這個階段，而是要把眼光放到整個生老病死的過程上。也就是說，要將醫療及養生整合在一起。養生就是要好好地保養生命，我們需特別照顧的對象，畢竟還是生命本身。

因此，至今我們曾聽過的各種方法，像是勞動身體防止罹患疾病，以安享天年。僅是以身體為對象的養生方式，還不算是真正的養生。每天提升自己的生命能量，在死亡的那一天讓生命能量達到最高，然後快速結束生命，進入死後的世界，這種積極的養生方式才是真正的養生。

在日本江戶時代儒學家貝原益軒（西元一六三〇——一七一四）所著的《養生訓》中，有幾個零星的地方提示到這種積極性的養生方式。不過我所提出養生方式，在一般人眼中常被當作「不養生」的行為。本書即為個人歷年來的心得整理。

首先請好好享受自己所愛之事吧。

喝酒也好、美食也好、兩性關係也好，就算是看似不養生的行為，只要能伴隨著歡樂，就是最好的養生行為了。

我已經83歲（二〇一八年），沒有固定的休肝日（不喝酒的日子），有代謝症候群，健康檢查的各項數值簡直亂七八糟。但我還是很健康，每天都過得很幸福。

接下來我將談談我至今的個人經驗，以及做為一位醫師，與許多患者交流、討論過程中所體悟到的「健康法」。如果各位讀者們在讀過這本書後，也能找到一些讓你能過上健康、快樂生活的提示，那就再好不過了。

帶津良一醫師

# 目錄

前言……2

## 第1章 不養生，更健康

1 酒 其一……10
2 酒 其二……12
3 每日三餐……14
4 如果一天吸一根菸能讓人快樂，也是養生……27
5 找到適合自己的睡眠模式……29
6 工作若能帶來成就感，也是養生……31
7 別在意代謝症候群……33
8 運動適量就好……35
9 賭博可訓練直覺……38
10 「身嗜」可展現一個人的形象……40
11 與自己喜歡的事物為伍……42
12 養成浪費的習慣……44
13 輕浮和不倫的古意新解……47

## 第2章　醫學與醫療的陷阱

1 醫學與醫療……52
2 過度偏重證據的問題……58
3 別被數字騙了……62
4 西洋醫學的迷思……65
5 整全醫學之力……66
6 醫學應有的態度……69
7 正確選擇醫師……71
8 自癒力重於身體治療……74
9 抗老化的陷阱……77
10 正確使用藥物……80
11 與健康和疾病相關的名言……82
12 與健康和疾病相關的迷信及真相……93

## 第3章　面對疾病的心態與預防方式

1 癌症……102
2 失智症……104
3 腦梗塞……106
4 心肌梗塞……108

5 糖尿病……110
6 憂鬱症……113
7 膽固醇數值過低反而不好……115
8 少年禿……117
9 皺紋與斑點……119
10 花粉症……121
11 牙齒……123
12 口臭……125
13 老年人的肩頸痠痛與腰痛……128
14 骨質疏鬆症……132
15 老花眼……134
16 白內障……136


## 第4章 青春常駐的秘密


1 常保活力的健康效果……142
2 愛吃的東西別吃太多……144
3 運動……146
4 人與人的來往……149
5 戀愛……151
6 性愛……153
7 勞動……155
8 學習……157
9 挑戰……159
10 存不了錢……161

11 貢獻社會……164
12 規劃人生……166
13 作為有生殖能力之個體的賞味期限……168

## 第5章 就算明天死去也不後悔的生存方式

1 如何思考壽命與養生……172
2 當你開始害怕死亡，會讓現在的你變得不幸嗎？……174
3 如何迎接幸福的死亡……176
4 病情的告知……178
5 一直到死都精神奕奕的PPK哲學……181
6 生命的品質……183
7 放下執著，就能改變人生……185
8 回復初心……187
9 把每天當成最後一天……189
10 活著要懂情趣……193
11 歡喜與創造……195
12 人類的尊嚴……200
結語……202

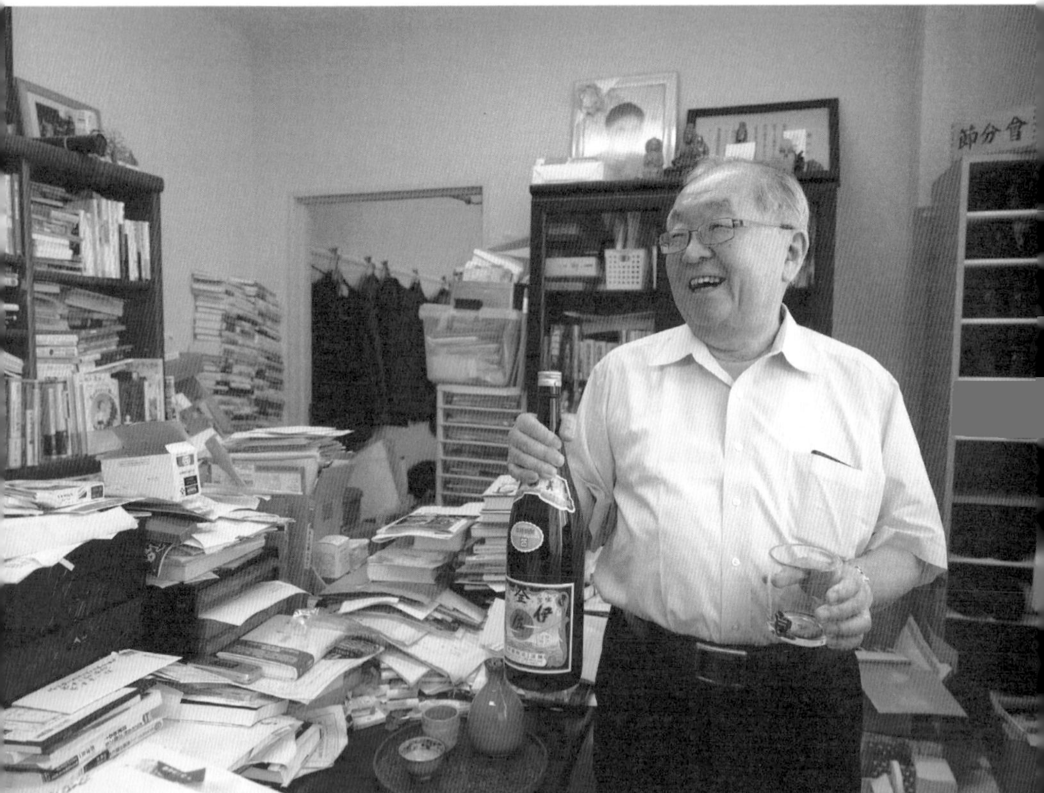
節分會

# 第1章

# 不養生，更健康

# 1 酒 其一

當然，這裡指的酒不是只有日本酒，而是指世界上所有的酒類。古今中外有許多數不清的文章句子在讚美酒，而我最喜歡的兩句如下：

酒是上天賜予的美食厚祿。（日本儒學家貝原益軒《養生訓》）

酒是穀物的靈魂精華。（日本儒學家佐藤一齋《言志四錄》）

我對酒的愛好承傳自我的父親。從我還是幼兒，一直到小學生、中學生的期間，正值太平洋戰爭的時期。一家團聚共進晚餐，是我們家當時常見的情景。父親拿起酒杯，豪邁的一飲而盡，那副模樣深深烙印在我的腦海裡。

我在就讀東京大學的教養學部（譯註：日本針對大學新入學生設置，不分科系的基礎課程，類似通識課。）時，開始喜歡上酒的味道。我從川越到駒場上課時，偶爾會在池袋與澀谷附近喝個酒。常和我一起喝的是一位就讀農學部，後來於旭化成上班的K先生，他是一位安靜而優質的酒友。

在我進入位於本鄉（東大校本部）的醫學部上課後，便充分享受著我的黃金年代，昭和30年代（一九五五年）前期。我的生活由空手道社、麻將、酒，三個部分組成。那時我還沒有晚酌的習慣。到了傍晚六點左右，我會在大學附近的食堂解決晚餐，接著回到住宿處開始讀起醫學書籍，但看不到一小時又會覺得無聊。

日本詩人山口誓子曾說過，

想要忍住做學問的痛苦，就添點柴火吧。

於是我闔起書，將錢包放入口袋，走向夜晚的街道。我會去的店家，若用店家年代排序，首先是學校附近真砂町的酒吧「Soreiyu」，再來是正門前的關東煮攤販，以及農學部前的酒吧「Flora」。酒吧裡最為有名的是Torys的高球酒，一杯50日圓。

後來的40多年，我仍常常光顧「Flora」，這家酒吧可說是我人生的金字塔。酒吧的媽媽桑，永井正子小姐只比我大幾歲，才貌雙全，還懂得繪畫。而酒吧的客人也幾乎都是東京大學的學生與相關人士。這裡的空氣中洋溢著夏目漱石的《三四郎》之夢。

# 2 酒 其二

年輕時喝酒是為了讚頌青春，是很不成熟的喝酒方式。那時常常喝得過多，有一次因為醫學部的升等考試失敗，讓我狂喝了一整晚。當時我住在川越市，在家人居住處的附近借了一個用來讀書的房間。

當地的友人常來拜訪我，其中K先生是與我意氣相投的一位。有一天他帶著一個裝有一升酒的酒瓶過來，沒有配什麼小菜，就直接用碗喝酒。喝完之後我們又到附近的賣酒店家買了四合瓶（一合約一八〇毫升），直到喝完，我們兩個才開始醉了。他是柔道社，而我是空手道社，自然而然便開始比試了起來。我的房間外面是二樓的走廊，我緊貼著充作牆壁的木板，他則朝著我衝了過來。我來不及出拳，於是一口氣抱住他，只聽到木板碰地一聲，連同我們兩個一起向下掉落到庭院。庭院中有許多樹木，我們剛好掉在樹木之間。

「喂！你還好嗎？」

「嗯，沒問題！」

我們兩人的傷勢都沒什麼大礙。

我們其實很少那麼亂來，通常是因為想要盡情享受青春，卻又沒什麼時間才會做出這種事。而在我成為外科醫師之後，甚至還常常會喝到宿醉。在我從醫院回家的路上時，常會和酒友們一起在池袋的居酒屋喝一杯。若我隔天有宿醉情形的話，會刻意不坐急行電車（直達車），這樣想吐的時候可以馬上下車。

而在開設醫院之後，我只宿醉過一次。那一次在蒙古與朋友喝了太多，在飛往北京的飛機上開始有些想吐的感覺。隨著年齡增加，我對酒的愛越來越深，喝酒的方式也越來越成熟。

我在60多歲時，喝酒對我來說是件很平常的事，每天都在晚上小酌。進入70多歲後，則是抱著「今天是最後一天」的心情，把晚上的小酌當成「最後的晚餐」，這是我飲食養生的精華，讓我每天的飲食都充滿動力。而我在80多歲時，又會用什麼樣的心情喝酒呢？敬請期待。

# 3 每日三餐

## ◎在喜歡的食物前，毋需忍耐

貝原益軒的《養生訓》，其中花了很大的篇幅在介紹關於「飲食」的部分，其重點可濃縮成下面的一句話：

「吃喜歡的食物，但別吃太多！」

之所以會這麼說，是因為喜歡的食物是我們的身體，甚至是我們的生命所需求之物，「如同藥物般」的東西。不過，要是吃太多還是會對胃的「氣」有不良影響。

我建議盡可能別參加各種宴會，因為很有可能會被迫吃下自己並不想吃的東西。

我因為同樣的理由，從以前開始就不怎麼喜歡參加宴會，特別是中餐，大概有一半以上都是我不愛吃的東西。不僅如此，坐我旁邊的人有時還會親切的幫我取菜，也讓我相當無奈。隨著年齡增加，只吃自己愛吃的食物，這個傾向變得越來越強烈，腰圍倒是逐漸減少了。

## ◎早餐和午餐簡單就好

大約在5年前左右，國際順勢療法醫學大會決定於奈良舉行。西班牙的代表卡洛斯先生特別向我提到，希望我能在奈良大會上表演一套太極拳，以吸引人們的目光，那時我沒想太多就答應了。後來我向我們醫院的營養科長A先生提到這件事，他說我的肚子太大，打起來很難看，於是我決定開始減少進食量。早餐只喝昆布茶與咖啡。我並沒有特別喜歡咖啡，不過昆布茶的鹹味可以讓我在呼吸到早晨空氣時精神為之一振，感覺還不錯。

而我的中餐常常在繁忙中隨便吃解決，像是拉麵、湯麵、蛋包飯等等。以前還會再加點一份咖哩飯，但不知從何時開始，突然不喜歡了，故把咖哩飯剔除菜單。無論如何，早餐和午餐只要吃點簡單的東西就好。

## ◎每天都是最後的晚餐

在患者對死亡心懷恐懼時，舒緩他們的不安也是我們醫師的工作。當患者對死亡感到不安時，免疫力與自然治癒能力的功能也會大打折扣。而在各種嘗試錯誤方式中，只有我的密友，日本作家青木新門先生的《納棺夫日記》中的這段文章有寫到重點。

……若想讓身陷於死亡恐懼的末期患者安心，必須站在比這個患者還要接近死亡的地方。這樣的人給的建議他們才聽得進去。

在我的醫院中，有人會在今天死去，也有人會在明天死去。

而不知從何時開始，我常會把今天當作人生中的最後一天。在我70歲以後，這並不是多困難的事。想到這裡，讓我覺得會把今天當作人生最後一天的人或許並不少。

電影評論家，淀川長治先生（一九〇九～一九九八）在他的著作《生死半半》設置了一章，名為「今天是人生的最後一天」。他在這一章中強烈主張，要是今天是人生的最後一天，不管做什事都會特別認真，活好這一天。

另外，如果今天是最後一天，晚餐就是基督教的最後的晚餐了。有人說最後的晚餐發生在西元33年4月1日（星期三），但仍沒有人能確定。

首先，仰頭一口氣灌下冰涼的啤酒，讓背肌好好地伸展開來。接著當你將琥珀色的液體咕嚕咕嚕地注滿玻璃廣口杯時，會再次體悟到今天只剩下五個半小時，必須好好享受當下的生活。而在你越喝越多，越喝越醉時，這種感覺會逐漸轉換成歡樂。這就是飲食養生的魅力！而在這種覺悟下所食用的，正是湯豆腐、生魚片兩大美食，以及毛豆、谷中薑（帶莖葉醋漬的生薑泡菜）、紅蘿蔔飯等料理。

當我偶爾向其他人提到「和糙米蔬食比起來，這樣吃，好吃多囉！」此時大家都會一邊苦笑一邊聽我說，但每個人多少都有些動搖。

## ◎不管幾歲，肉的味道仍一樣鮮美

我並不是反肉食主義者。我看過很多長壽的人也很愛吃肉，其中一位是我的蒙古朋友，阿爾探森老師，他在二〇一六年以一〇二歲的高齡逝世。他於大戰時就讀位於哈爾濱的日本軍醫學校，是一位說著流暢日語的內科醫師。一〇二歲的他常笑著說「酒是我的石油，而肉則是我的煤炭」。

有一次，我受邀去參加一個著名的社交俱樂部，在他們的午餐會上演講。那一次午餐的主菜是大塊的英式烤牛肉。當我看到那塊肉時不禁有點畏懼。不過話說回來，這個午餐會幾乎都是由70歲以上，且擔任要職的社會人士所組成，大家對於烤牛肉卻沒有任何意見，在談笑風生中輕而易舉地解決，我也在這一天確實改變了對於肉食的想法。

過去我對於肉類的喜好與一般人差不多。直到有一次在長野縣飯綱高原，一個名為「水輪」的店家中，我吃到整全飲食所提供的牛排時，突然覺醒了。這裡每年都會舉行五次以整全醫學為主題的研討會，與會對象包括癌症患者與他們的家屬，以及來自各職業的醫療從事者們。

這裡的農產品除了用於販賣之外，也會用於每天兩次的餐點。由大自然的森林區域所孕育出來的山菜，以及在使用自然農法的廣大農場內採摘的蔬菜，再加上當季盛產的魚貝類，搭配出豐盛的晚餐。這地方的主人，鹽澤研一先生帶領許多年輕人，展露出他們的料理手藝，不過其中最特別的還是研一先生特別為我做的牛排。

這裡的牛排可說是日新月異。每次吃到這裡的牛排時都覺得是有史以來吃過最好吃的，簡直是藝術作品。不知從何開始，我就不曾在其他地方吃過牛排了。拜這間店之賜，不只是牛排，我也很少在其他地方吃壽喜燒與涮涮鍋。

## ◎不吃生菜

太平洋戰爭結束時，是我小學四年級的夏天。在戰時、戰後的數年間，物資極為匱乏，糧食常常見底。晚餐時間，一家人圍在圓形小桌子前，上方掛著一個電燈泡。父母、奶奶，再加上我們兄弟一共五個人，每個人面前只有一盤馬鈴薯泥。父親面前還有一小瓶溫酒，至於其他家庭成員喝了些什麼，我倒是一點記憶都沒有。那是一個連牛奶和奶油都很少看到的年代，要為食物增添風味，也只有食鹽可以使用，這時就是考驗奶奶料理手腕的時候了。奶奶得做出小孩子的舌頭可以接受的味道才行，像生菜之類的東西則完全不行。

之後幾年，開始派發物資後，記憶中也不曾吃過生菜。如今我在美國紐約尼加拉和夏威夷吃肉類主食時，常被附上的大量生菜嚇到，現在仍不怎麼喜歡生菜。就算有人和我說那對健康有益，我還是覺得那是螽斯在吃的東西。

## ◎走味的便當

很久以前，我很喜歡吃便當，很常吃橫濱的「燒賣便當」，甚至還記得當時的價格為七二〇日圓。除了燒賣之外，便當內的照燒鮪魚、切細並以醬油燉煮過的竹筍也是我很喜歡的小菜。

從前我搭乘東海道線時，常會在熱海站買那裡的小鯵壽司便當，現在仍相當懷念。即時我偶爾會和一位已亡故的舊友N君，一起拜訪京都一位故人的宅邸，經過濱松站時一定會買那裡的鰻魚便當。不過如果從頻率來看，我去滑雪時，常會在山頂買釜飯便當，數量則遠勝過前面幾種。

但不知從何時起，我卻開始討厭吃便當。或許是為了延長保存期限，業者在便當內加了山梨酸的關係吧。而在演講前吃的便當，我總是靠著啤酒的力量勉強吞了下去，但最理想的午餐果然還是啤酒再加上半份拉麵！

## ◎最愛白飯搭納豆、漬物

現在坊間盛行著限醣的健康法，但我則完全沒把這些說法放在眼裡。從以前開始我就很愛吃米飯，如果要我吃最後的晚餐，主食一定得是米飯才行。醫院內的營養科長曾製作過許多飯食，像是紅蘿蔔飯、竹筍飯、碗豆飯、松茸飯、栗子飯、麥飯等等。而我也一直把加有大量七味唐辛子的白菜漬物（泡菜）帶在身邊，一年四季都很適合搭配！週日晚餐時，我常去以前的總醫師長宅邸作客，這時一定要吃的就是生蛋蓋飯。把高品質的雞蛋蛋黃打在白飯上面，加一些醬油拌飯，這種吃法很有快感。對我而言，比起限醣，我會優先選擇自己喜歡的食物以及食用方式。

在不熟悉的旅館內享用早餐時，我也會在白飯上灑上大量醬油，加上黑亮的納豆，和生啤酒也是絕配。

## ◎高鹽食物

鹽分正是和食的精華。許多人會擔心高血壓及胃癌，而有討厭這類食品的傾向，不過我本時很注意活動身體，故一點也不在意這些。即使要服用降壓劑，也想多吃點鹽。

我在早餐時會喝昆布茶，午餐則如前所述會吃上一盤菜餚，有時則是會吃白飯配筋子與白菜漬物的組合。我很喜歡筋子的鹹味，筋子是將鮭魚、鱒魚未成熟的卵從卵巢取出後，醃漬而得的食物，無獨有偶，俄羅斯也有一種名為Ikra的食物，是將鮭魚、鱒魚的卵從卵巢擠出後醃漬而成。不管是漬物也好、酒盜（醃魚內臟）也好、小松昆布也好，都拿出來享用吧！

直到現在我仍很敬重鐮田茂雄老師（日本著名佛教學者）。以前工作結束時，我們常到居酒屋喝上幾杯燒酎。老闆娘會把富含脂肪的豬肉串放在坐位前的火爐上烘烤，再撒上一些粗鹽，這正是和食的魅力啊！

## ◎喝酒，全年無休

如果要喝啤酒，一定要選擇生啤酒。生啤酒是在釀造後不經加熱殺菌，直接飲用的啤酒。如同名字上的「生」一樣有著甘醇鮮美的風味。

我之所以主張不要有「休肝日」（不喝酒，讓肝臟休息的日子），是因為肝臟會將酒精水解產生乙醛，而乙醛會再水解成醋酸，最後醋酸會再分解成水與碳酸，肝臟便是用這種方式解毒。然而在水解酒精的過程中需要酵素，若要完全發揮酵素的效率，還需要輔酵素的幫助。然而輔酵素需在一定濃度的酒精下才能順利運作，也就是說，在休肝日時，酵素沒辦法充分發揮其分解效率，反而對身體有不好的影響。

我不只沒有休肝日，在星期六和星期天，我都會照三餐喝酒。其中，早餐和午餐原則上都會喝生啤酒。有些人會懷疑我是不是喝酒成癮，這倒不用擔心，我晚上只是小酌就夠了，隔天一早起來時身體也不會有什麼地方覺得不舒服，故並非成癮。

另外，γ-GTP數值是常用來檢視由酒精所造成之肝功能障礙的指標，我的γ-GTP經常高達二〇〇左右，不過在這20年間幾乎沒什麼變化，雖然數值高卻相當穩定，故我覺得不需為此慌張。

話說回來，早上的生啤酒實在相當美味。休假時我如果住在旅館，會在清晨四點起床，洗個澡之後專心寫作，到了六點半來到食堂待其開始營業。生啤酒配一顆荷包蛋，再加上一杯新鮮柳橙汁。從很久以前開始，我的早餐就是吃這些。新鮮柳橙汁的美味不需多做說明，還可以補充維生素C。雖然我不像萊納斯・包立博士對維生素C那麼狂熱，但維生素C確實多少有點用處。話說回來，早上的生啤酒味道真的很不一樣。

順帶一提，包立博士是出生於美國的著名生化學者。他的研究範圍非常廣泛，在一九五四年拿到了諾貝爾化學獎，一九六二年則拿到了和平獎，是一位拿過兩次諾貝爾獎的大學者。他對於維生素與礦物質也有很深的研究，七〇年代，包立博士出版了《維生素C健康法（初版命名為《維生素C與感冒》）》、《癌症與維生素C》等著作，於全世界掀起了一陣維生素C的風潮。

## ◎和異性用餐

我很喜歡與相處愉快的女性一邊暢談一邊用餐，這對於失智症和癌症的預防也有很大的幫助。我每週會在醫院的職員餐廳吃三次晚餐，幾乎每次都會與三位女性同桌吃飯。一位是女醫師，也是我的好夥伴；一位是如同我左右手般的護理師；還有一位是30年來負責我的晚餐的營養師，也是營養科長，現在仍持續照料我的飲食。星期三，當我到池袋的醫院值勤時，常需參加許多聚餐。星期四時，前任總醫師長會開車來接我，通常我會和她一起用餐。

## 4 如果一天吸一根菸能讓人快樂，也是養生

吸菸所伴隨的藥理作用，主要是由尼古丁與一氧化碳所造成，不過焦油及其內所含成分所導致的不良影響也不容忽視。發生急性中毒，或者是禁菸一段時間後再度吸菸時，在尼古丁的作用下，會產生頭痛、暈眩、噁心、嘔吐、知覺障礙、心悸、心律不整等情形，不過多為暫時性症狀。

而慢性中毒者以及大量吸菸者，除了會在氣管黏膜出現刺激性症狀之外，還會有腸胃相關的症狀，如顫抖、失眠、心悸、心律不整、血管收縮等因吸收尼古丁而表現出來的症狀。另外，受紙捲菸草的影響，還可能引發喉癌、肺癌、口腔癌、食道癌、缺血性心臟病等，這些都是免疫學上已證實由菸草引發的疾病。除此之外，最近還有人認為失智症可能與吸菸有關。

在美國的罹癌率開始下降時，我在某次場合上剛好碰到整合醫學（Integratire

Medicine）的意見領袖之一，安德魯·威爾博士（Dr. Andrew Weil），我便向他詢問罹癌率下降的原因。

「因為禁菸啊！這不是顯而易見的嗎？」

那時的他就像是在回答一件理所當然的事一樣。這麼一想，香菸確實有百害而無一利，沒有比戒菸還要更好的選擇。然而，在癌症治療的現場，常可看到以下的場景：

接受肺癌手術後一年的病患來看我的門診，診察結束後，病患的妻子開口：「醫師啊，不管我怎麼跟我老公說，他都戒不了菸，請醫師好好的罵他一下！」

於是我詢問患者：「一天會抽幾根菸呢？」

「喔，三根！那有什麼關係呢，一天可以有三次放鬆的時間，這也是一種養生啊。」

雖說如此，其實我自己現在完全沒吸菸。在我學生時代時，一位朋友送了我一個打火機，於是我向酒吧的媽媽桑要了一根菸來吸吸看，但覺得沒有什麼吸引我的地方，自此之後就再也沒碰過香菸。

## 5 找到適合自己的睡眠模式

前些日子有一位熟識的病患，年齡已有80歲以上，他這麼向我抱怨：要是能夠在晚上十點左右上床，一上床馬上睡著，隔天早上五點還能自然醒來，邊伸個懶腰邊說著「昨天睡得真好」的話，那該有多好呢。確實，有不少人每天晚上都因為睡眠而苦惱，而許多人在年輕時並沒有這樣的問題，可見這應該是某種老化現象。

入睡的時間確實可分為兩種。作家五木寬之先生會熬夜工作，直到隔天早上看完早報時才上床睡覺，不過這是十多年前的事了，不曉得現在還是不是這樣。雖說如此，在那種年紀下，還能擁有如此強健的身體，或許這種睡眠模式正好適合五木先生。

而我則是完全相反的晨型人。在我考高中的時候，吃完晚餐之後馬上上床就寢，並在早上四點時起床。這時弟弟還在睡覺，我則在旁邊心無旁騖地準備考試。為了讓我在晚餐之後能馬上睡著，我的奶奶會在晚餐時另外幫我準備一小杯赤玉紅酒助眠，不過我覺得應該沒有這個必要。

最近我固定在晚上九點半時就寢，凌晨兩點半起床。晚上的小酌通常在晚上八點時便會結束，睡眠品質非常好。早上不需要鬧鐘就可以起床，而且通常在凌晨兩點半以前就可以自行醒過來。雖然這也會依照白天時的疲累程度而有所不同，但幾乎不會對身體造成負擔。

坊間有不少人會善用助眠劑，讓自己能享有舒服的睡眠。這也是個不錯的方法。另外，有些人會在半夜時醒過來，卻難以再入眠；或者因為頻尿，好幾次又爬起來上廁所，卻也因此而睡不著。解決方法自然是有，值得注意的是，順勢療法在解決這些情況時都有很好的效果。

當你睡到一半醒過來時，不如就直接把這個時間點當作起床時間，進而改變你的生活型態吧。清晨工作也是件好事喔。

## 6 工作若能帶來成就感，也是養生

首先請讓我引用《探討活著的意義》（日本醫師神谷美惠子的著作，她一生奉獻給麻瘋病患）一書的文字。

不需要特別研究，我即可在本文一開始就指出這樣的事實：為了活得更有動力，對人們來說，沒有比找到活著的意義更為必要的事情。因此，沒有比奪去一個人活著的意義更加殘酷的事，也沒有比給予一個人活著的意義更加有大愛的事。

無論如何，在與活著的意義有關的事物之中，最直接的表現就是對人的感情吧。如果有一股感情從心中狂洩而出，從「內心深處」，也就是人類存在的根本，湧生出強烈而生生不息的喜悅，這大概可以看成是最原始、最樸素的「活著的意義」。

比起一帆風順的人生，少許的阻礙反而是讓人感覺到自己「真正活著」的必需品。因此，為了生存下去所花費的努力，為了生存下去所忍受的痛苦，反而能為你帶來活著的充實感，這種情況並不少見。不過這種時候所花費的時間，必須是為了開創自己的未來而投入。換句話說，人們只有在知道自己正朝著某個方向前進時，投入的努力與承受的痛苦才會成為追尋目標的養分，並在這個過程中實際感受到：自己正在開拓自己的生命。

像這樣，過程中伴隨著些許的困難，達成目標時也能得到很大的成就感。如果花費的時間不是為了敞開未來的道路，很快就會被眼前的困難壓得喘不過氣來，進而導致過勞死。不管是什麼樣的工作，若能當成養生的一部份的話，不也能找到來自未來的光明嗎？

有不少人在治療癌症，或者是預防癌症復發時，仍會繼續工作，並以他們忙碌的工作為傲。當我詢問這些患者，「工作會不會很忙？」此時患者們的臉上常常會閃過明亮的神情。我很喜歡看到這樣的他們。

## 7 別在意代謝症候群

以前有一次與作家五木寬之對談時，我覺得五木先生好像會不時的看向我的肚子。

「最近好像有很多人在討論代謝症候群，那究竟是怎麼回事呢？」

「那個啊……那種擔心是多餘的啦！」

很懂得看氣氛的五木先生便不再提起此事。不過隨著報章雜誌陸續開始報導，連Sunday每日週刊都想來採訪我。

「關於您之前提到的多餘的擔心，我們想再來採訪您的意見。」

「可是，要是我講太多，會被醫師學會盯上啊……」

「請您想辦法應付一下吧。來採訪的可是堀先生喔，堀先生！就是那位以前曾幫忙出版《死後世界探索》的堀先生喔。」

「原來是堀先生，那就沒辦法拒絕了……」

就這樣，我與許久不見的堀先生再次見面了。採訪結束後，他問我校正稿出來的時候要不要給我看一下，但我覺得沒那個必要。曾經從一旁窺見死後世界的人，不可能會寫出錯誤的文字，於是我婉拒了他。週刊出來時我收到了一份，果然沒錯，堀先生整理得很好。「每天都在斤斤計較著腰圍，晚上的小酌本來可以喝個兩合酒，卻因為在意腰圍而只能喝一合，最後還是得狼狽地面對死亡。我才不想過這種人生！」天啊，真是寫得太棒了，果然是堀先生，把我的心情描述得太貼切了。

對了，順便介紹一下我最近的狀況吧。與代謝症候群相關的數據如下。腰圍98cm，三酸甘油酯一七五，HbAlc五．六，尿酸四．七，空腹時血糖113。由數值看來，我確實有代謝症候群。但我打了45年的氣功，體質上虛下實，腳步厚實，身上也沒什麼病痛。

只要心中懷抱著熱情，積極維持著養生行為，即使這些數值出現什麼變化，也不會特別在意，真是不可思議。不過所謂的健康，本來就是這麼一回事吧。

# 8 運動適量就好

以前，在我開始學習中國醫學時，曾翻到一本書，上面寫著「祝您健康長壽・希望您能永保健康」的文字，看起來很像是賀年卡上的問候。此外還寫有3×7=21個文字，簡單介紹了養生的方法，也就是

勤運動　勤於運動。
節飲食　節制飲食。
練氣功　練習氣功。
暢情志　適當地抒發心情、志向。
慎起居　起居的一舉一動需慎重。
適環境　配合環境行事。
補藥物　以藥物補身。

把運動與氣功放在同等重要的地位，不愧是中國的書。起居即日常生活的一舉一動，而慎重起居，就是指早睡早起，畢竟早起的鳥兒有蟲吃。所謂的適環境，即是要人在炎熱時做些炎熱時該做的事，寒冷時做些寒冷時該做的事。補藥物則是指用中藥來補身體。另外，適當的運動可以預防、治療癌症，這可說是全世界的共識。既然說是適當運動，就表示過度運動或完全不運動皆不恰當。雖然這麼說，但也只有自己曉得適當的標準。

早晨的街道上常可看到許多中高齡者在散步，不過，就算沒有像這樣逼自己特地到街道上散步，日常生活中就有許多機會可以運動到身體。

貝原益軒的《養生訓》中，特別鼓勵人們專注於自己的事業，並視其為養生的基本。像是和菓子店或小餐廳，想像到店家在開店之前專心準備食材與各項作業時，就會讓人心頭一暖。他們在準備這些東西時，都是投入了自己的感情在做事的。

我自己在工作時也會細心做好每件事。在診療室，我會先仔細聆聽患者說的話，接著為他們的胸背部進行聽診，再來於床上進行腹部的觸診，最後則會起身送患者離開。這就是我專注於自己事業的姿態。

# 9 賭博可訓練直覺

說到賭博，我常接觸的就是麻將和賭馬了。在我還是學生時，曾經拜託一位很會下圍棋的學弟教我，不過他說我太晚開始學，於是我就放棄了。

昭和30年代前期（約一九五五年），我在醫學部度過了我的學生生涯，每天都被空手道、酒、麻將塞滿了行程。東大赤門前，本鄉通上的A麻將莊與東大正門附近的I麻將莊是我與朋友們的戰場。這時我還不會熬夜打麻將，到了晚上八點便會離開麻將桌，一個人到熟悉的酒吧喝個三杯高球酒再回家，說起來這樣的生活也挺有規律的。

到了昭和30年代後期，我則花費了大量時間在麻將上。我曾後悔過，要是我把那麼龐大的時間拿來學習語言，那該有多好。但與麻將的對手間所衍生出的友情，卻也不是那麼容易被替代的，對此我深深感謝。

我忘記我是從何時開始著迷於賭馬的，但我記得，我是在都立駒込醫院任職（一九七五～一九八二）時，於賭馬領域中碰上了好對手。首先是內科的T先生，他是使用內視鏡的高手，在賭馬領域中也是個很厲害的人。每到了星期一，我們會在走廊上聊賭馬，拿上個星期六日的戰績出來比較一番，並樂在其中。

我在外科的上司I醫師也是個賭馬迷，我們常在星期六的下午一起走去中山賽馬場看賽馬。比賽結束後，他通常會在回家之前打電話到醫院的加護病房，詢問患者的狀況如何。但後來因為他賭贏賽馬的日子，常常也不得不親自到加護病房一趟，於是這位醫師也逐漸遠離了賭馬。虛幻的世界與現實世界常常有種奇妙的連結，讓人感覺到世事無常。

賭博的好處，在於可以訓練一個人的直覺。這裡說的直覺，與醫療行為時必要的直觀並不完全相同。但直覺與直觀卻也不是毫無相關，為了看穿本質而培養出來的直觀，有時也需依賴靈光一閃而獲得的直覺。路易・巴斯德（法國細菌學者）是一位極度重視分析的醫學學者，與之相較，亨利・柏格森則不斷強調直觀的重要性。

## 10 「身嗜」可展現一個人的形象

《廣辭苑》這部辭典對於「身嗜」的說明如下。

①**用心打理自己的身形。包括整理好頭髮、衣服，注意自己的用詞與態度。**

②**重視教養，培養武藝、藝術內涵。或指這些技藝。**

光看「身嗜」一詞，蘊含的意思似乎相當深奧。首先來談談服裝。在二〇一六年秋天於仙台舉行的演講會議中，已經講完的我走到最後的席位等待，緊接著上台的是五木寬之先生。他穿著一套奶油色西裝，十分合宜。另一方面，那時我到底穿了什麼樣的服裝，我倒是一點記憶都沒有，但至少不是什麼奶油色的西裝。我只記得五木先生穿的是外國製的西裝，我穿的則是在便宜店家買的西裝。與其說我害羞，應該說我很不擅長標新立異。我畢業於都立小石川高中，校服並非傳統包緊緊的學生服，而是西裝風格的制服。夏天時我會試著穿這套制服，冬天卻會穿著傳統學生服上學。有些年輕人上班時會穿得比較輕鬆，但在我的記憶中，我似乎從來沒穿過非正式的衣服上班。

不過在60歲之後，就像日本六百年前劇作家——世阿彌所說「演能劇時，應做好體、用之事。體為花，用則如花香。」也就是說，我們必須整理好自己的服裝，最好還能從服裝散發出個人風情。頭髮也要盡可能地清理，不過我個人不怎麼喜歡洗髮，只有在有空的時候洗，每週大概洗兩次左右吧。

在工作場合上，我自認我的用字遣詞比一般人更加謹慎得多。為了達到醫療本身溫暖病患身心的目的，我們被要求在用字遣詞上要更加細膩，粗暴的言語與下流的用詞沒辦法接近患者的心理。我相當注重自己的說話方式，不過在其他人眼中是怎麼一回事，我就沒那麼清楚了。

關於武藝與其他藝術的培養，我也深有同感。這些內在涵養可以表現出一個人的風格。就我而言，我從小便開始學習柔道，此外也接觸過空手道、柔術、丹田呼吸法等，氣功也略有所成，也持續在打太極拳，對我而言這是一趟沒有終點的自我實現之道。個人風格則是在那之後的事。

# 11 與自己喜歡的事物為伍

我在醫院的個人工作室有著堆積如山的書與酒。我曾和以「斷捨離」著名的山下英子一起演講，而在她的演講投影片中，放了一張我在工作室的照片。照片中的我上半身靠在椅背上，兩隻小腿卻放在桌子上。看到這張照片後，讓我再次驚覺到室內那些堆積如山的書和酒原來多成這個樣子。除了書和酒之外，室內剩下的空間似乎只能勉強再把我塞進去。

除了定期購買的雜誌、書籍作者送我的新刊書籍之外，我常去書店買書，也會在網路上訂購書籍。從以前開始我就很喜歡買書，所以房間會變成這樣可說是必然的結果。

至於酒類，除了啤酒之外，房間內還有威士忌、燒酎、日本酒、葡萄酒，連茅台酒都有。而且這些全都是別人送的禮物。醫院的病患常會送禮物給我們，雖然一般而言應該要婉拒，但如果過於在意這些事，反而覺得有點對不起患者們感謝的心情，因此我的家中總是充滿著患者們所贈送的酒類。其中也有觀眾聽了我的演講之後送的禮物，我總是心懷感激的收下。

就算房間內塞滿了堆積如山的書與酒，只要桌上有一個可以容納一張稿紙的空間，就能讓我覺得幸福。寫作的靈魂與嗜酒的靈魂充滿了整個空間，一切盡在不言中。

吃過午餐後，即使只是發呆放空，都讓我覺得這個空間相當舒適。要是這個房間再大一點，就會過於寬廣而讓人靜不下來。唯一會讓我感到困擾的，大概只有尋找書本的時候吧。那就像在深山中找出某樣東西，明明知道這裡有這本書，卻怎麼挖也挖不出來，找著找著，不由得覺得乾脆重新買一本新的比較省事。

有本書這樣寫著「只要有書和酒，人生就沒有遺憾了」，但我卻不這麼認為。除了書和酒之外，還是必須要有點美色才行。

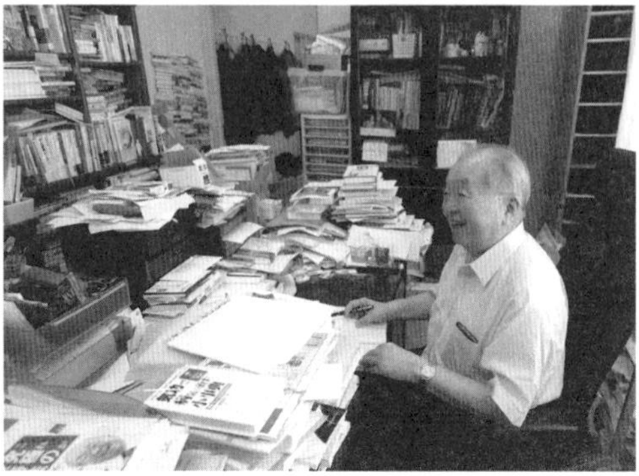

# 12 養成浪費的習慣

有一句話是這麼說的：「不要讓錢留在身上過夜」。《廣辭苑》的解釋如下：

**當天獲得的收入就在當天花掉。這句話常用來形容沒考慮太多未來的事，每天都過得很豪邁的江戶人作風。例句「江戶人不會讓錢留在身上過夜」。**

我不曉得這句話究竟說得準不準，不如就把我自己的例子拿出來講吧。

說到花錢的方式，主要大概就是食衣住這三個面向吧。我幾乎不怎麼在意自己的衣和住。現在的我就沒有自己的房子。雖然新婚時曾住在自有的房屋內，但為了補充新設立醫院時所需的資金，只好把房子賣掉。之後便暫時住在偶然買下，位於浦和的公寓內。後來，醫院的事務長告訴我醫院旁邊的高級公寓有空位，在他的勸說下，不久後便搬到那間公寓。位在浦和的公寓已經繳清貸款，故不需再每個月付房貸，但通勤時仍需花上不少計程車錢。比較計程車的花費和新公寓的房租後，我決定搬到新的公寓。

通常我也不怎麼在乎自己穿什麼衣服。不過有件事倒是讓我蠻在意的，那就是當我想脫掉褲子的時候，常常會因為褲子上的皺褶而卡在腿上，不容易脫下。這時候就會想到，要是當初買貴一點的褲子就好了。

這麼說來，會讓我有浪費行為的，也就只有飲食而已了。而且，我對早餐中餐倒也沒什麼要求，只有晚上的小酌會花我特別多錢。說是這樣說，但我也不是把錢包拿出來亂撒錢，我買的東西一般人都消費得起。即使如此，我的存款還是常常見底，大概是因為我花的錢太多了。明知如此，要我減少花費，買東西之前還得考慮再三，我實在做不到。

這應該遺傳自我的母親。我的母親天生有著商人的性格，不管是賺錢還是花錢都相當大膽。她對我們也相當慷慨，我們提出要求時，她通常都會一邊笑著一邊答應。

與其擔心自己的存款見底，不如感謝上天讓自己擁有健康的身心，每天都能賺到錢，
這是來自母親的教導。

# 13 輕浮和不倫的古意新解

先來看看《廣辭苑》的說法。

**輕浮③對於男女間的愛情展現出輕浮的態度、建立容易變質的關係。情留多處，容易寄情於其他異性的人。例：「輕浮男」。**

**不倫，違背倫常之事、違背做人道理之事。特別指男女之間的關係。例：「不倫之愛」。**

這兩個詞的解釋都很曖昧，給人不清不楚的感覺。我喜歡的女性數目不少，交往的親密程度各有不同。但我對每個人都是真誠交心，並不像《廣辭苑》中所說的「容易變質的關係」，所以我想這應該不算「輕浮」才對。

想說明的事很多，不過先讓我提一點。我在60歲以後，對女性的欣賞一天比一天強烈。其中，我又特別喜歡性感的女性。不過，性感也有很多種，有的妖豔，有的則清麗脫俗。蘇東坡有詩如下。

水光瀲灩晴方好，
山色空濛雨亦奇。
欲把西湖比西子，
淡妝濃抹總相宜。

水中的漣漪浮現出陣陣光芒，晴天正是湖面最美的時候。不過，像霧一般包圍著群山的雨景，更是讓人嘖嘖稱奇。不管是晴天還是雨天，都呈現出美麗景色的西湖，讓人想到古時的越國美女西施。不管是畫淡妝，還是濃妝豔抹，都有獨特的風情。《漢詩解釋與鑑賞事典》。

如詩中所述一般，晴天的景色很棒，雨天也不枉多讓；畫淡妝很美，濃妝豔抹也別有一番風味。這並不是輕浮，而是發自內心的欣賞。

在這些我所欣賞的女性中，有幾位已為人妻，但並不算什麼，重要的是與她們相處的方式。作家半村良先生不是也說過嗎，謎一般的男人才是最棒的。

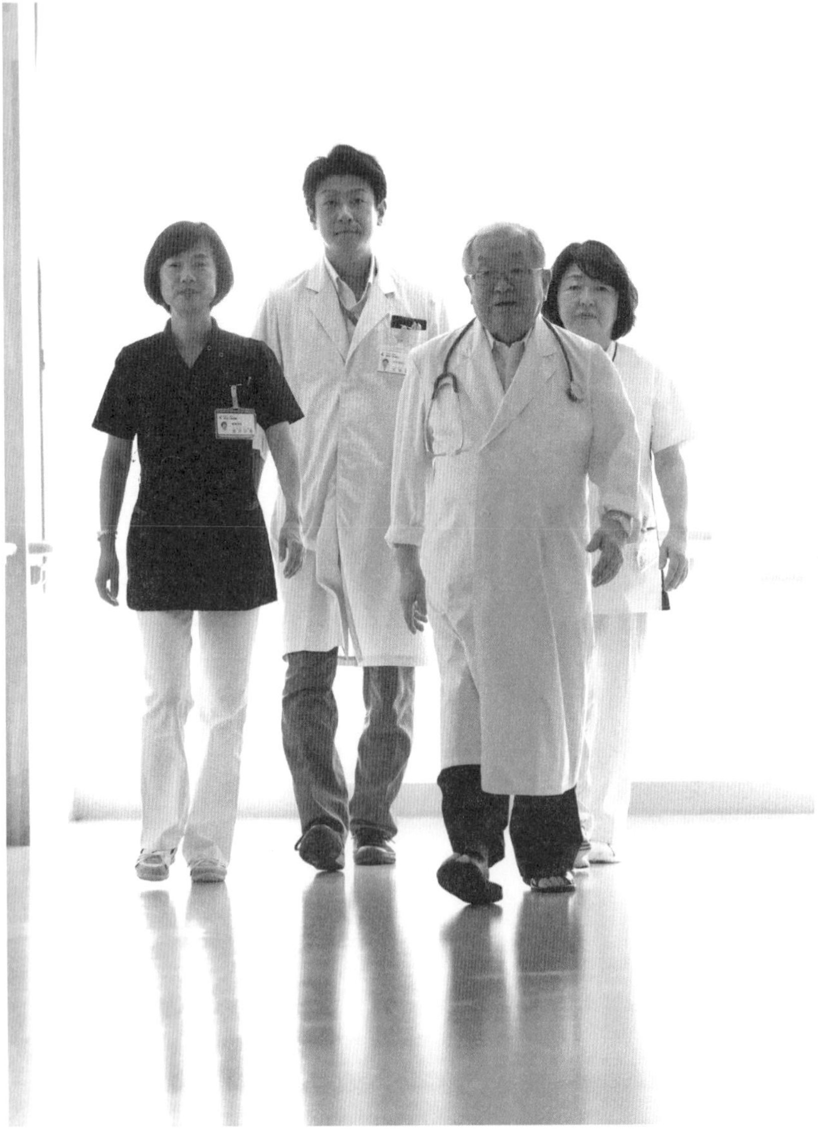

第2章

# 醫學與醫療的陷阱

# 1 醫學與醫療

雖然不像以前那麼嚴重，但現在還是有不少人分不清楚醫療與醫學的差別。從根本上來看，醫療與醫學是不同的東西。

若拿戰爭來比喻，醫療是戰爭的最前線。就像雷馬克的小說《西線無戰事》中，戰爭最為嚴重的西部戰線一樣。另一方面，醫學比較像是將武器、彈藥、糧食送往最前線的補給站，用現在的說法表示的話就是軍隊的後勤（Logistics）。

優秀的後勤需要的是保存大量性能優異的武器，也就是保有「戰術」的優勢，並隨時回應最前線的要求。而最前線的目的則無需多說，就是取得戰爭的勝利。為此，前線需要的不只是大量優異的戰術，而是能夠控制「場面」的人，才能帶來勝利。要控制住場面，需要的不只是優異的戰術與充足的戰力，還需要能夠整合複數戰術的戰略。還有一個我時常強調的重點，整合並不是單純的加法，而是積分（Integrate）。之所以會稱作積分，是因為指揮官需要將各種戰術先一個一個分開來看，再重新整理起來，製作成一個新的體系。這才是建構戰略的意義。當然，指揮官與每個士兵之間的團隊合作，也是戰略能不能發揮作用的關鍵因素。翻開過去戰爭的記錄，有不少戰爭是在戰力差距極大，卻靠著戰略的成功而獲得勝利的例子。織田信長的桶狹間之戰、《坂上之雲》中日本軍在日本海海戰的勝利等等皆屬之。秋山真之還在海戰結束後留下了「本日天氣晴朗，風浪大」一文。

醫療也一樣。就算是再怎麼高明的治療方式，如果只準備一種治療法，要醫好病患並不是件容易的事。醫師必需能夠整合代表西洋醫學的「治療」相關醫學，以及代表各種替代醫學的「調養」相關醫學。此外，如果醫師能與病患建立起良好的醫病關係，會有更好的醫療效果，就像是戰爭時可以獲得更多戰果的優秀戰略一樣。

整合醫學的意見領袖之一，安德魯．威爾博士（亞利桑那大學）提出了醫療領域基礎中的基礎，「信賴三角形」。也就是說，患者必需相信這種治療方法的效果，醫師也要相信這種治療方法的效果，這麼一來，患者與醫師之間才能建立起堅固的信賴感。

乍看之下，這似乎不是什麼困難的事。但事實上，有不少患者因為與主治醫師看法不同，而常常在病房長吁短嘆，這種情況下，免疫力與自然治癒力便無法發揮應有的功能。

此外，有些病患原本一直與主治醫師維持著良好的關係，卻因為主治醫師的一句話而開始討厭起主治醫師，這種情形也很常發生。舉例來說，有些病例中，為了治癒疾病，病患需長時間忍受抗癌劑帶來的痛苦，而逐漸感到厭煩。

「醫師！這些藥要用到什麼時候？」

「咦？用到什麼時候？在你死掉之前都得一直用啊！」再怎麼說也不該回應得那麼冷淡吧。

「為什麼啊？」

「這個嘛，我也知道這種治療方式會讓人覺得很不舒服……不過，這些藥確實有它的效果在……以現在的情況來說，不能說停就停。不過，未來說不定會出現免疫療法之類，副作用比較輕，效果也更好的治療方式。在那之前，還請您忍耐一下吧……」醫師們最多也只能這麼回答了。不過，有時也會有狀況剛好相反的病人說：「讓醫師看過之後，不知道為什麼，身體變得很有精神了耶！」或者是一面說著「非常感謝醫師」一面起身行禮。我們醫師也只能站起來回禮，並說出：

「請保重！」之類的話。

「醫師也請保重！」

聽到這樣的回答之後，身心的疲勞也被一口氣吹散了。所謂當醫師的福報，也莫過於此了吧。

在備受矚目的狀況下登場的免疫療法Opdivo，之所以沒能發揮所期待的效果，或許是因為免疫療法目前還不屬於能控制住「場面」的醫學，用在治療上缺乏完整的戰略吧。

手術治療、放射線治療、化學（藥物）治療，也就是所謂的三大療法，分別有各自的極限。手術只能處理肉眼看得見的部分，就算是手術技巧再高超的名醫，也沒辦法突破肉眼的極限，處理細胞層次以下的問題。在我的記憶中，有幾個病例是病患的腹腔淋巴結發生了癌細胞復發，即使醫師們奮勇挑戰以手術切除，卻沒有一個病例成功治好病患。

放射線治療是使用放射性粒子束所進行的治療方式。正常組織的曝射問題在一定程度上還有辦法解決，但放射線治療有個限制，那就是不能反覆對同一個部位進行。至於化學治療則有傷害正常細胞這個永遠無解的問題。

與之相較，免疫療法似乎潛藏著無限的可能性，近年來免疫療法的進步亦有目共睹。其中最受矚目的就是Opdivo。所謂的免疫系統，就是將身上的細胞分成自我的細胞與非我族類的細胞，並保護好自我細胞，免受非我細胞的傷害。然而有時候免疫系統卻會攻擊自我細胞，類風濕性關節炎就是一種自體免疫疾病的例子。為防止這種情形發生，免疫系統有自己的阻斷機制。麻煩的是，如果在應該要排除非我細胞的時候，發動阻斷機制，會讓免疫效果打折。而Opdivo的主要功能，便是讓這個阻斷機制失去作用。

而Opdivo之所以沒有發揮期待中的效果，就是因為使用這種藥物的醫師沒辦法掌控整個局面，沒有考慮一個完整的戰略便任意使用的關係。舉例來說，一個好的戰略，需先用活化淋巴球療法，培養出一群精銳，接著用樹狀細胞療法強化參謀本部，最後再使用Opdivo讓先前提到的阻斷機制失去作用，一口氣與癌細胞決勝負。

我們的體內除了電磁場與重力場之外，還有一種物理量與生命直接相關，它們構成了生命場。這個生命場的能量來自生命，而生命場時時刻刻的變化則藉由腦細胞，表現於身體外部，這就是我們的心。而在生命能量的洪流中，聚集、沉澱下來的東西，構成了我們的身體。整全醫學所研究的對象，就是生命、心、身體的核心，也就是生命場。整全醫學之所以會被稱作「場的醫學」，就是這個原因。順帶一提，以身體為主要研究對象的西洋醫學，是所謂的「個體（參考第2-11）醫學」。而心的醫學與免疫學是以場為主體，並言及個體醫學的研究領域。

無論如何，Opdivo沒辦法在戰略上發揮效果，是一件令人遺憾的事。這也是因為人們沒辦法把醫學與醫療兩者分清楚的關係，還請各位銘記在心。

# 2 過度偏重證據的問題

雖然現在已經沒有那麼熱門，不過以前曾有段時間很流行實證醫學（Evidence Based Medicine），許多人高喊著實證！實證！成為了一時的話題。

實證即所謂的科學根據。如前節所述，這種東西在醫學領域談論就好，如果在醫療現場扯高嗓子大聲呼籲，只會讓人覺得自己像個笨蛋。

醫療是戰爭的最前線，醫學只需要在戰場後方，準備好前線所需的武器、彈藥、糧食，準確無誤地送到補給站，做好後勤的工作就好。擁有許多性能優異之武器的醫學領域，自然可以要求研究時需要一定的實證。

另一方面，要控制戰場最前線，除了要整合優秀的武器之外，還需要指揮官的能力、兵士們的勇氣，再加上一個好的戰略。戰略不需要實證，甚至可以說是雞肋。

再怎麼說，重視實證的療法都只是以患者的身體為對象，制定出來的治療戰術而已，無法針對應病患的心與生命，規劃出一套完整的療癒方式。也就是說，雖然以治療身體為目的的西洋醫學大多可以用實證來解釋一切，但以療癒身心為主的替代療法中，實證醫學卻無法發揮太大的功效。

如果要問為什麼，是因為科學還沒辦法詳細說明心靈與生命是怎麼一回事，既然如此，想要用實證醫學去探究心靈與生命，是不可能的。所以我們應該要盡可能地尋找可實證的部分，尊重這些實證結果，若有不足之處再以其他方式補足。簡單來說，就是整合實證醫學與直觀。

用直觀這種說法聽起來似乎不怎麼可靠，容易被一般人攻擊。故在這裡我想稍微討論一下所謂的直觀。

直觀在日文中也可寫成直覺，總之先讓我們來看看《廣辭苑》的說法吧。

**【直覺】不經說明或證明，由心靈直接感受、察覺到事物的真相。突然出現的感覺。「靠直覺行動」、「靠直覺明白」。**

**【直觀】〔哲學〕（Intuition）不是靠一般的判斷、推理等邏輯思考方式得到結果，而是從精神上直接掌握住與對象相關的知識。與直覺不同，而是直接明白了事物的道理。如柏拉圖的《辯證法》中的理性直觀、胡塞爾的現象學中還原至根本的本質直觀等。**

這裡講的直觀，正是法國哲學學H．柏格森所說的「哲學上的直觀」。分析醫學從羅馬時代的醫學家蓋倫開始，一直到19世紀的法國微生物學家路易．巴斯德時期到達極端。柏格森對這種分析醫學亦提出了異議。

他認為，再怎麼分析一個人，還是無法看到一個人的全貌。他提議，若想看到一個人的全貌，就必需從形上學的基礎，把直觀的概念納入才行。這或許就是整全醫學的濫觴吧。

即使如此，現實中，有相當多人因為缺乏實證而排斥替代療法，實在讓人不曉得該說些什麼。我們可以提供治療身體的醫學，如果您也願意接受療癒心靈及生命的醫學，可以讓醫療效果進一步提升。為什麼我們說不出這種話呢？

就算是西洋醫學的實證，也沒有一個確定的標準，常見的「餘命宣告」就是一個例子。這裡的餘命，究竟是統計學上的平均值，是中位數，還是眾數呢？就連宣告別人餘命的人也不清楚，那這種宣告也只是「名為餘命的謊言」罷了。

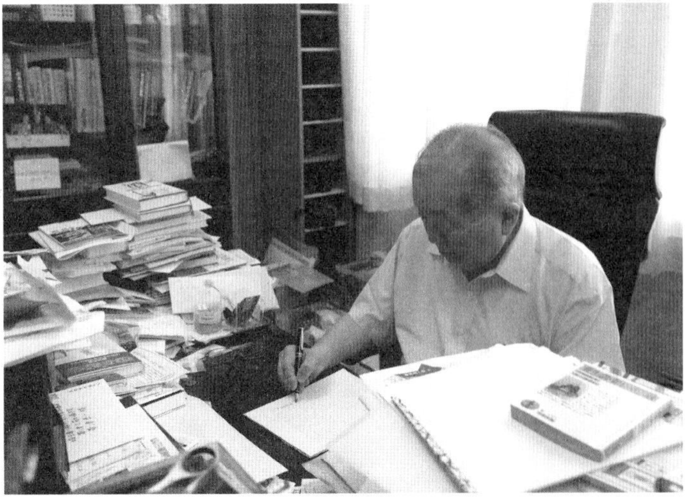

# 3 別被數字騙了

幾年前，日本有一家月刊雜誌以「帶津醫師為什麼那麼有精神」為題，花了整整一年採訪我，並探討健康的定義。採訪的一開始，就先為我做了精密的全身檢查，並將其數值公告出來。

由這些數值可以看出，我的身體狀況有以下四個特色。

1. 腰圍、三酸甘油酯、血壓皆超過了標準值，明顯有代謝症候群。
2. 因為酒精的關係，肝功能障礙的指標之一，γ-GTP是正常值的5倍以上，明顯過高。
3. 以我的年齡而言，很有可能出現某種稱作小間隙腦中風（Lacunar）的腦梗塞，在我身上卻看不到。
4. 攝護腺非常的小，就像少年一樣。

之所以沒有小間隙腦中風，可以從我尊敬的多田富雄老師說起，他因為腦梗塞而倒下，以此為契機，數年來我一直有在服用含有納豆激酶的營養品；至於攝護腺很小，則是因為50年來，一年四季，晚上與朋友小酌時一定會吃湯豆腐。由於豆腐富含大豆異黃酮，才讓我的攝護腺沒有肥大。

再來看看數字比較差的部分。既然我很認真工作，也很享受玩樂，那麼會有代謝症候群應該是必然的結果。特別把這種狀況拿出來講，我覺得這樣的擔心是多餘的。現在有另一種說法，如果稍微有點代謝症候群，反而會過得更養生。日本脂質營養學會的膽固醇營養指示中也有相同的說法（《讓你獲得長壽的膽固醇營養指示》日本脂質營養學會監修）。

把每晚的小酌當作享受人生的一環，便會逐漸覺得，即使γ-GTP上升，也不是壞事！原本數字只是顯示臟器的狀態而已。所謂的健康，是體內生命場的活動，再加上喜悅與新生能力結合後的狀態。這點還請您銘記於心。

20世紀的一百年間，西洋醫學的進步有目共睹。我在一九六二年成為一位外科醫師。在我成為外科醫師時，每天只想著要早一點成為手術名醫。那時我首先接觸的是闌尾炎、痔瘡、疝氣等三個手術，闌尾炎於醫學上稱為「Appendicitis」，又被稱作盲腸炎；痔瘡於醫學上稱為「Hemorrhoids」；疝氣於醫學上稱為「Inguinal hernia」，也有人稱為脫疝。

這三種手術都很簡單，而且花費時間都很短，可說是外科醫師的入門手術。我第一次主刀的手術是闌尾炎的手術，當時有T助理教授做我的助手，還有許多前輩們笑咪咪地在我旁邊守候著我。到了現在我仍時常想起那一天手術室的情景。

當時若要做外鼠蹊部疝氣手術，主流方法是巴西尼法。這是由義大利的愛德華・巴西尼（一八八四～一九二四）所提出的手術方法。

# 4 西洋醫學的迷思

當時的美國西部牛仔在工作時常會在下腹部施力，許多人為了外鼠蹊部的疝氣而相當苦惱，有些人會專程渡海來到義大利以尋求治療。這是20世紀初時發生的事。到了20世紀末，臟器移植手術已然成熟，這段時間內，外科手術的進步顯而易見。

看到這種醫學進步得如此快速，西洋醫學的醫師們也不禁目眩神迷，陷入只有西洋醫學才是正統醫療的錯覺，把西洋醫學視為醫療的核心，睥睨其他醫療方式，並逐漸模糊了醫療與醫學的差別，以高傲的態度執行醫療行為。

拿外科手術來說，醫師們把患者視為壞掉的機器，把自己視為修理工人。在這種模式下，醫師完全聽不進去病患的意見，還會不知不覺散發出「安靜聽我講就好！」這種高壓的態度，養成傲慢的習慣。

我常覺得，或許就是這種醫師的菁英主義意識，才將醫療的人情溫暖毀滅殆盡。

# 5 整全醫學之力

我在都立駒込醫院上班時（一九七五～一九八二），我的手術技巧逐漸提升，再加上術前影像診斷以及術後加護病房（ＩＣＵ）的完善照護，讓我穩定地累積起手術成績，過著意氣風發的日子，對於食道癌的手術也越來越熟練。

在我剛成為外科醫師的六〇年代，食道癌手術是一個相當麻煩的手術。不只很花時間，出血量又多，術後也容易出現許多併發症。而到了七〇年代後半，在我轉職至都立駒込醫院後，食道癌手術已有所進步，花費時間減少、不須輸血，術後的併發症也減少許多，難度已降到和胃癌手術差不多的程度。在食道外科等外科醫師的技能等級逐漸提升之下，這種結果也是理所當然的。

還有一點，那就是加護病房（ＩＣＵ）的普及亦對手術成功機率的提升有很大的貢獻。都立駒込醫院的加護病房擁有最新的設備與接受過嚴格訓練的團隊，在術後管理上，他們有頂尖的表現。

此外，超音波檢查與CT等影像診斷的進步與普及化，使我們可獲得更豐富的腫瘤資訊，進一步提升手術的成功機率。

然而，即使在這樣的背景下，還是有患者於治療結束後再度復發，讓我們感覺到西洋醫學還是有其極限。

西洋醫學只關注身體局部的情形，還相當排斥其他醫學的意見，就我看來這種醫學沒有什麼遠見。西洋醫學不在意身體局部與局部之間的關係，把目光過度聚焦於某個部位上，而看不到整個人體的健康狀況，這種傾向是西洋醫學的特色。

我認為，這正是西洋醫學有其極限的原因。

因為，癌症並不只是身體的病痛，也與心靈及生命有很深的關聯。一味地聚焦於身體的某個部位，沒把身體其他部位放在眼裡，也沒有把視野擴張到整個人體的健康情況，是不能擊倒癌症的。

所以，若要討論癌症治療的方法論，就不得不提整全醫學。所謂的整全醫學

（Holistic Medicine），指的是將身體、心靈、生命視為一個人的整體，並以治療這一個整體為目的的醫學。六〇年代，美國西岸興起了針對西洋醫學的反省潮，他們認為西洋醫學看待疾病時，侷限在身體局部，陷入要素還原主義，而提出許多批評。這些批評的基本概念來自當時南非聯邦的J・C・史末資所提出的整全觀（Holism）。整全觀認為，事物整體並不是各部分相加後的總和，而是要直接探討事物整體本身的原理才行。醫學不能把一個個臟器分開來看，而是要看一整個人體的運作狀況。我認為每個醫療者都應該要明白這件事。

日本的整全醫學協會發跡於一九八七年九月，今年正好迎來30週年。雖然我們心懷理想，勇往直前，但至今能無法完成一個整全醫學的方法論。然而，患者不會停下來等我們。因此我們只能先試著整合治療身體的方法、治療心靈的方法，以及治療生命的方法，組合成獨特的醫療戰略，盡可能地達到理想整全醫學的目的。這是目前的現狀。

# 6 醫學應有的態度

雖然這幾年略有改善，然而日本的癌症治療現場卻一直沒辦法回到過去溫暖的醫病關係。如前所述，所謂的醫療，應該要整合治療身體與療癒心靈才行。如果只治療身體，那就等於把醫療當成修理機器，將患者視為壞掉的機器，將醫師視為機器的修理工。修理工即使個性很差，只要具備修理機器的能力，能在短時間內把機器修好，就是一個很好的修理工了。

然而，所謂的療癒指的是調和生命場的能量流動，這個工作需要的並不是一個技術很好的修理工，而是要讓病患自己能產生活下去的意志，重視病患想活下去的尊嚴，貼近病患的心靈，才是我們所期望的療癒行為。

根據哲學家中村雄二郎的說法，想要為對方進行心靈上的療癒時，必須把自己放在同樣弱小、易受傷（Vulnerable）的立場上。Vulnerable在這裡可想成是：看起來很弱，容易被欺負的樣子。總而言之，就是要醫師不能帶著傲慢的態度醫治病患，而是要讓自己與患者同樣處於弱小的立場上才行。

在拯救溺水的人時，如果只站在岸邊，就算再怎麼把手伸長，也難以搆到溺水的人。一定要自己跳入水中，從溺水的人下方撐起他的身體，才有辦法救起他。然而卻有許多日本的醫師總是以傲慢的眼光看待病患。我老家是做生意的，或許是繼承了生意人的反抗心理吧，我在念醫學系的時候，總是看不下去醫師們的傲慢態度。

在我開設醫院的時候，一位對易經略有研究的朋友和我說「帶津醫院」的筆畫不太吉利，最好在名字中間加一些字。我聽了他的忠告，馬上在名字中加了「敬」這個字。不過朋友說還少了三劃，我為了表達對萬物的敬意，於是從《老子》的「三生萬物」一文中，取出「三」，將醫院命名為「帶津三敬醫院」。

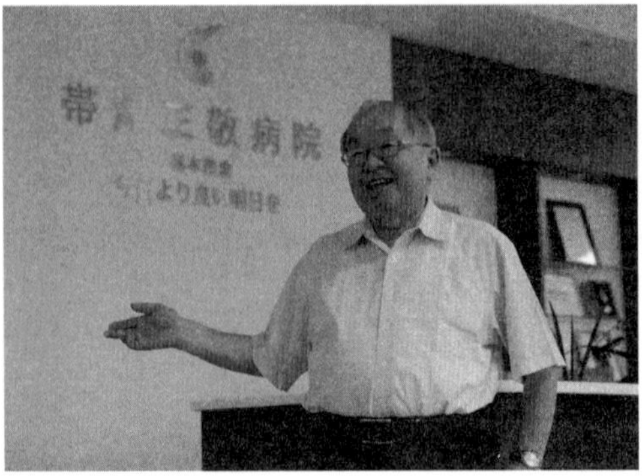

# 7 正確選擇醫師

許多患者常常會邊嘆氣邊和我說，總覺得對主治醫師沒什麼好感，每到了要去醫院的日子，從早上開始就會覺得憂鬱。這時我會建議他們，最好馬上換一個主治醫師。我明白對患者來說，實在不好意思提出這樣的要求，但如果沒辦法與主治醫師站在同一陣線對抗疾病，就不能算是醫療。事實上，也有專門的醫療社工在處理這類問題，我會建議病患們多找他們談談。

有一群專業人士，他們會為生活困頓的人、對環境感到不安的人，以及處於社會弱勢的人提供各種知識與技術，提升人們的生活品質。這些專業人士稱為社工人員（Social worker, SW），而其中為醫療機關工作的人們，又被稱作醫療社工人員（Medical social worker, MSW）。他們可以協助患者以及他們的家屬釐清煩惱，想辦法解決他們的問題，並與醫師、護理師，以及其他職業合作，聯繫相關機構、設施，以進行整體規劃。醫院並不只有治療身體的功能，也是解決心靈上的不安與無助感的地方，故需要讓社會醫療工作者一起參與整個醫療過程。

得到重病會讓人鬱鬱寡歡，一想到之後還要住院，或者長期來回醫院與家中，會對患者與家屬們造成很大的心理負擔與不安感。住院、出院手續、難以適應的住院生活、擔心付不起醫療費用、不曉得和主治醫師合不合得來、不曉得有沒有其他醫療方法可以選擇、不知道該如何轉到其他醫院等等，讓患者心煩的事要多少有多少。這時候就輪到醫療社工人員出場了。醫療社工人員可以聆聽病患們的煩惱，也就是前面所列出的那些，並協助解決。

《思想上的「醫學概論」》（高草木光一編，日本岩波書店）是一本我很喜歡的書。書中認為，醫學概論應從醫學哲學概論講起，每一位要成為醫師的人，都該將哲學化為自己的一部份。一九四一年三月，大阪大學醫學部開設了日本第一個醫學哲學課程，主任教授為法國哲學專業的澤瀉久敬先生。正當人們認為醫學哲學將如同即將啟航的船隻般散播日本各地時，日本卻突然掀起太平洋戰爭，年輕人們陸陸續續被送到了戰場。

在戰局漸趨激烈之際，這系列的課程受到了許多責難。許多同年代的年輕人們都在戰地辛苦地求生存，這裡的學生們卻悠悠哉哉地在大學裡讀書，而且學習的還是哲學這種看起來派不上用場的學問。不過澤瀉老師不被這些言論所影響，反而這樣鼓勵學生們：「你們的肩膀或許還承受不了重擔，但只要你們把哲學學好，未來便能成為一位良醫，回報國家供你們讀書之恩。所以現在請你們撐下去，扎實地學好這些學問吧。」這些話聽起來不是很振奮人心嗎？

將這些哲學內化為自己的一部份的醫師們，對生命有更為深刻的感受。對他們來說，這不就是人生最大的幸福嗎？只要你見過他們一次，馬上就能感覺到他們對生命有很深刻的體會。他們的行為舉止之間，會無意中透露出對人性的溫柔。

# 8 自癒力重於身體治療

剛才提到的《思想上的「醫學概論」》一書中，我特別在意的有以下兩個地方。

（1）對於兩個彼此沒有關聯、沒有利害衝突的人，要以醫學及醫療建立起兩人之間的信賴關係，並不需要複雜的方法或技術。當然，我不否認有一些方法可以迅速消除一個人的悲傷或痛苦。然而，與構成人類根本有關的悲傷與痛苦，還是只能靠互相交流的行為才能完全痊癒。就像澤瀉久敬先生所嘗試過的事一樣，目前，我正在重新思考能不能從科學論與生命論等比較寬廣的角度，以至於社會科學的角度，根本性地重新探討醫學與醫療領域中的一些方法。

我完全贊同他的觀點。如今在癌症治療現場早已看不到醫療過程中的人性溫暖。

若想提升癌症治療的成果，該做的不是提升早期發現率或研發新藥，而是要找回醫療現場本身的溫暖。再說，這應該也不是什麼困難的事。不管是患者本人、家屬，或者是醫療人員，只要身處醫療現場的人們能彼此尊重對方生命的悲傷之處就可以了。乍聽之下好像很簡單，但我們呼籲了20年以上，卻還是一直做不到。我認為缺乏人性成分的入學考試，以及醫師國考中的合格至上主義等醫學部教育方針，或許就是這件事那麼困難的原因。但我們絕對不會放棄，不管能做到什麼程度，我們會一直把這條路走下去。

## （2）為什麼人會被治好？

「疾病是由藥物或手術等物理、化學方式治好的」，這大概是最多人可以接受的說法。也就是說，當身體的一部份故障時，可以用像修理機器般的方法修好。這種「治療」方式，主要是由西洋醫學負責。

接著，如果可以喚醒體內的自癒能力，就能夠促進自我痊癒，也就是所謂的「療癒」。替代療法常著重於這種方式。而各種喚起自癒能力的方法，整合起來後，便是所謂的「養生」。

順帶一體，所謂的自癒能力，指的是可以讓因為某些理由而衰弱的生命場能量，或是生命本身回復至原本狀態的能力。生命本身與自癒能力加起來，就是我們說的「生命力」。

而最後要提的重點，則是治療者與患者之間的關係造成的效果。前面提過安德魯．威爾博士的「信賴三角形」，依照這個理論，所謂的安慰劑效果也包含在其中。

總而言之，世界上所有的治療方式都是藉由以上三種效果中，至少一種以上的效果所達成的。若我們能在醫療現場總和這三種效果，治療病患的效果必定會有飛躍性的成長。

# 9 抗老化的陷阱

不久前，常可聽到有人在喊著抗老化的口號，最近則稍微變少了。或許他們也發現，就算讓自己看起來比實際年齡年輕一些，也只是空有其表而已。

我總覺得那是化妝品公司的詭計。我自己倒是覺得順其自然地慢慢老去，是一件很美好的事。就算一時被人稱讚「你看起來好年輕喔，完全不像這個年紀的人」，那也只能帶來空虛的快感而已，身體馬上就會表現出老化的樣子。

老化是大自然的定理。就算再怎麼抵抗，最後還是得服從這個定理。所以不要掙扎了，去喝酒吧！去找女人吧！享受這些美好事物，並在最後倒下的瞬間，匆匆一瞥過去曾走過的路，就會明白人生是怎麼一回事（夏目漱石），並可以勇敢地前往另一個世界，這才是我們人生真正的目的。抗老化這種事一點都不重要，不重要！

拿外科手術當例子吧。我們常可聽到「那位醫師是手術名醫」或者「那簡直是神之手」之類的讚美之詞。那麼，其他外科醫師是不是手術技巧就天生比較差呢？我認為並非如此。其他外科醫師之所以手術技巧看起來比較差，只是因為他們開過刀的患者還不夠多而已。

人們有時會用「快刀斬亂麻般的操刀」來形容手術厲害的醫師，讓人覺得他們是不是進行手術時動作都會特別華麗，像是快狠準的下刀，或者是迅速的縫合等等。其實，在剛成為外科醫師的時候，所謂手術技巧高明的人和沒那麼好的人並不會差太多，但如果大家都能專注於工作上，10年就會是個有10年資歷的外科醫師，20年後就會是個有20年資歷的外科醫師。有同樣資歷的外科醫師，開刀技術都不會差太多。

而且基本上，在把手術刀插入對方體內的時候，根本不可能表現出「快刀斬亂麻」的樣子。這麼說可能會破壞大家的幻想，但在進行手術的時候，小心翼翼的用手術刀切進去比較合理。

人們最後達到的境界都是一樣的。不只是外科手術，太極拳也一樣。練30年後就有30年的太極拳功夫，練40年後就有40年的太極拳功夫。練久之後，大家都會達到同樣的境界。

回頭看看我們的人生，就像是貝原益軒說的一樣，在下半場才能真正能體會到人生的醍醐味。與其用各種小技巧讓自己看起來更年輕，不如順從「老化」這個偉大的潮流，在不同年齡階段細細品味人生，這才是人生中最重要的事吧。

回顧過去，我認為人生的巔峰是在60多歲。這時的智力、體力仍未衰退，酒量也沒有下降，而且從這時起會開始慢慢理解到人生的意義，也因此漸漸受到女性歡迎，而我也從這時開始對周遭女性抱有前所未有的好感。

到了70多歲，腳的力量漸漸撐不住了，不再能像65歲前那樣可以全速快跑。不過到了80歲時，因為體重略微下降，所以跑速又開始增加了。至於為什麼體重會下降，這是因為我只吃我想吃的食物，攝取到的熱量很少的關係。

和女性朋友們一起愉快地喝酒，並互相擁抱道別，至今我仍會為此而感到喜悅。

# 10 正確使用藥物

我們的周遭有不少患有慢性疾病的人，他們想藉著改變生活環境來控制身上的疾病，並且能不吃藥就不吃藥。這種想法其實有很大的誤會。

一九九五年三月，我開始出現痛風的症狀。原因不明的持續咳嗽，到了晚上特別嚴重。在周圍人們的勸說下，我在自己的醫院住院治療。

幸運的是，咳嗽症狀在兩天內就自己好了，感覺像是從來沒生過病一樣。當下我覺得差不多可以出院了，沒想到在第三天的早上，左腳關節突然出現激烈的疼痛，連動都不能動，外觀看起來又紅又腫。

痛風的疼痛相當強烈，有人說就算是被風吹到也會覺得痛。血液檢查的結果顯示尿酸值明顯過高，需馬上以藥物治療。我已經忘記那時是用哪一種處方藥了，只記得吃了一個禮拜左右的藥後，腫脹才減輕，穿得下鞋子。

內科醫師要我先改善飲食生活，不要再喝那麼多酒。但我實在無法想像沒有啤酒的日子該怎麼過，所以請他開給我一種尿酸生成抑制劑「別嘌醇」（100 mg），每天兩錠，在吃完早餐後服用。

在那之後的22年內，我持續服用這種藥物。拜其所賜，以啤酒為首，包括威士忌、燒酎、日本酒在內的酒類，我都能毫無節制的盡情暢飲。雖說我說是毫無節制，但也不是真的無限喝下去。在不同年齡時期，身體對酒都有相應的承受量。我並不是為了保持身體健康去控制飲酒量，而是順從身體本身的承受量去喝酒。在食物方面，我愛吃的食物幾乎含有大量嘌呤。像是烏賊、鰹魚、牡蠣、鮪魚、大豆、鰻魚、鱈魚卵、豆腐、蛋類等，我完全無法想像沒有這些食物的生活會是甚麼樣子。

在這段時間內，我的痛風只有發作過一次。那時我無法抵抗鮟鱇魚肝的美味，吃了三人份的鮟鱇魚肝排。這可說是一時衝動下的錯誤，是例外中的例外。

因此，只要嚴守用藥的規矩，就能夠自在地享受晚宴上的美食，別吃太多鮟鱇魚肝就好。我常大聲呼籲，只要像我一樣正常使用藥物，就不會有什麼問題。

# 11 與健康和疾病相關的名言

**（1）為了保持自己的健康，遵守著過於嚴格規定，只會讓自己得到名為無聊的疾病。（法蘭索瓦・德・拉羅希福可《箴言集》）**

拉羅希福可（一六一三～一六八〇）是法國的箴言作家。他把對人類心理的敏銳分析化為簡潔的文字，寫成《箴言集》，並以此聞名。箴言即為戒律般的短句。該怎麼活著是每個人的自由，如果有人在居酒屋聚會中大肆宣揚素食主義，只會讓我覺得討厭。既然如此，一開始就別來居酒屋嘛！

**（2）在某些情況下，生病也是健康的一種表現。（亨利・大衛・梭羅）**

人生不過就是生老病死，在你生病的時候，或許正是好好思考過去與未來的好時機。我們也可以把生病這件事，看作是永無止盡的自我實現過程中的一個中繼點。生病也是你很健康的證據。從來不曾倒臥病床，並以此自滿的，通常都是些無聊的人。

**（3）吃一些自己喜歡的食物，才是唯一的飲食養生之道。（貝原益軒）**

貝原益軒的《養生訓》正是一本詳述了生存之道的經典名著。這本書中花了很大的篇幅介紹飲食養生，不過一言以蔽之，就是「吃一些喜歡的食物，但別吃太多！」

上海的徐嵩年醫師（上海中醫學院中醫學教授）是一位我相當尊敬的醫師，他曾說過，長壽的秘訣在於不要外食，現在的我終於明白是為什麼了。因為只有在吃自己家裡做的料理時，看到自己不愛吃的東西可以直接挑掉不吃。我自己在年紀大了之後，不管是吃懷石料理還是中國料理，只會吃自己喜歡的東西。我終於明白，這就是飲食養生的精髓。

**（4）兩千個人同時一起啃芹菜，這畫面光想像就很恐怖。（蕭伯納）**

喬治．蕭伯納（一八五六～一九五〇）是愛爾蘭劇作家、批判家，以辛辣的諷刺與影射言詞著名，也是諾貝爾獎得主。這句話是他在說明為何拒絕出席一個素食主義者的集會。我完全可以體會。

**（5）疾病不是來自身體，而是來自環境。（塞內卡）**

塞內卡（西元前4年～西元後65年）是羅馬帝國時期的詩人與哲學家，羅馬皇帝尼祿的家庭教師，後來被逼自殺。比起邏輯化與系統性的思想，他的哲學比較偏向宗教性、詩意般的哲學。他的哲學中充滿了對人類的愛，許多與處世哲學有關的內容受到後代人們的喜愛。

疾病的產生，是因為患者身體所處的「場」的能量過低，導致自癒能力下降的關係。因此，控制好介於基本物理粒子與虛空之間，各個階層中的「場」，便能提升自癒力並治好疾病。「大整全醫學」便是由此處萌芽，未來的發展讓人十分期待。

## （6）相較於醫學，相信與希望能帶來更多的美好（蓋倫）

蓋倫（約一二九～一九九）是一位出生於小亞細亞，帕加馬（小亞細亞西北部的古都，現在是土耳其的貝爾加馬。是希臘化時代的文化中心）的醫學家、哲學家。他後來定居羅馬，並將希臘時代以來的醫學去蕪存菁，建構了解剖學、生理學的基礎，宣導以體液病理學為基礎的疾病觀點及治療方式。他的醫學理論在中世紀時被視為主流。

他不僅是羅馬帝國的名醫，也是分析醫學的始祖。自癒能力被他視為醫療的核心。順帶一提，拉丁語的自癒力是「Vis medicatrix naturae」。雖不清楚這個字的誕生與蓋倫有沒有直接關係，但既然拉丁語有這個字，就表示羅馬時代就有了這個概念。蓋倫看穿了醫療本質，整合分析醫學與自癒能力。有這種先見之明的他，才能說出小標題這句名言。

過了兩千年，在現代的癌症治療現場中，卻可常常看到醫療人員的不當行為，讓患者不相信這些治療方法，這些人粗暴的言論甚至奪去了病患對於治療的最後一絲希望。看到這種場景，總讓我覺得人類實在是一點都沒有進步。

### （7）養生重於醫學（伏爾泰）

伏爾泰（一六九四～一七七八）是法國的作家、思想家。他倡導理性與自由，與封建制度、專制政治，以及對於宗教的限制等制度對抗，還因此而入獄。

整全醫學關注的是人類整體。所以研究的對象不只生病這個階段，而是包含了生老病死等人生所有過程。因此，結合了醫療與養生的整全醫學，涵蓋的範圍超過了名為醫療的框架。

以此為思考的原點，我們可以知道，養生才是治療策略的核心，醫療只是支援養生而已。有了這個概念後，醫療人員應能更為謙虛地面對治療這件事不是嗎。我認為這點所有醫療人員都該銘記在心。

## （8）如果醫師在治療人體時，把靈魂與身體分開來看，那將是天大的誤會。（柏拉圖）

柏拉圖（西元前四二七～三四七）是希臘著名的偉大哲學家，也是蘇格拉底的弟子，我想應該無須多做介紹。他在古雅典市的市郊開設柏拉圖學院，主張靈肉二元論，靈魂不滅等。他的理論認為，肉體感官所感覺到的事物並非真實存在，由靈魂之

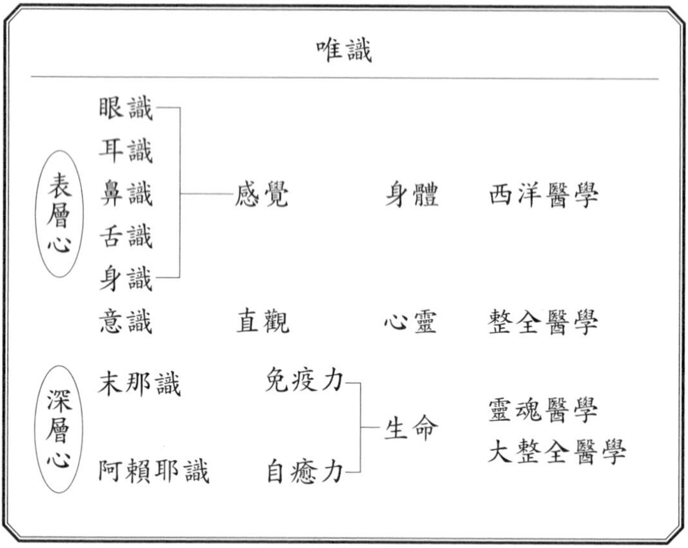


表1

眼所捕捉到的物體理型，或稱Idea，才是真正的存在。學院的人們持續發展理型論，以這套理論討論感官、道德、國家、宇宙等許許多多的問題。許多人認為自己已經充分明白理型論的哲學家，紛紛提出理想化的治理國家、統治世界的方法。

順帶一提，這裡說的事物在哲學上指的是彼此不同的東西。事物刺激感官，讓我們感覺到各自不同的性質。表1中整理了佛教學說中的「唯識」概念，可作為參考。

唯識論認為諸法一切皆非真實。除

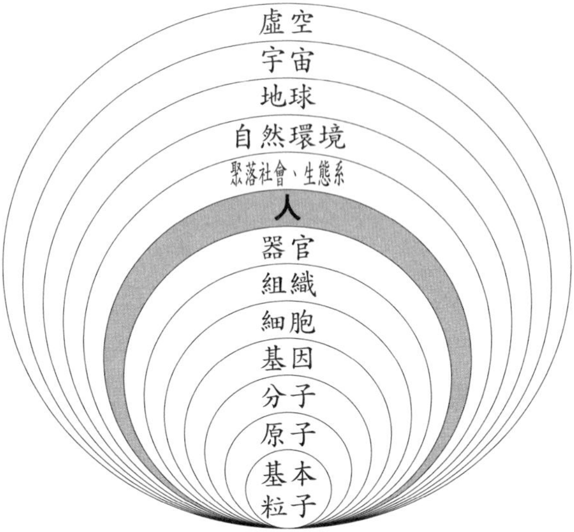


圖1

了心識，其他事物皆不存在。這與柏拉圖的理型論有共通之處。佛法將人類的內心分為六個表層心與兩個深層心，稱為八識。

首先，眼識、耳識、鼻識、舌識、身識，指的就是五官的世界，它們感覺的對象是我們身邊的各種事物。第六個的意識即我們一般說的內心世界。所謂的心，即是體內的生命場，它會透過腦細胞，感受到外界的資訊，並將外界事物的「場」整合成一個世界。至於深層心的末那識，則僅限於對自我的感覺，這就是免疫學的世界了。所謂的免疫，即是管理自己的「場」，從這裡開始將進入「場」的世界。而阿賴耶識則如圖1所示，可感受到由基本粒子到虛空，各個階層的「場」。

這不就是整個醫學歷史的演變過程嗎？大方向就是從實物的醫學，逐漸發展至場的醫學。代表末那識的免疫學即為場的醫學，免疫學的戰略化發展正要萌芽。當場的醫學逐漸成形後，或許就能看到代表阿賴耶識的醫學，「大整全醫學」的雛型了。

我一向尊敬的多田富雄老師在他的著作《論免疫的意義》中即斷言，所謂的免疫即是一種「場」的作用，這還是一九九三年，也就是有24年前之久的事。而最近Opdivo終於出現在我們的面前，此後，免疫療法的戰略化變得更為容易，亦更能發揮免疫學作為場的醫學時的真正價值。這真的是一項跨時代的創舉。我從《論免疫的意義》一書中，節錄與這部份有關的內容如下，供各位參考。

表面上看來，免疫是指：「辨識細胞是『自我』還是『非我』，並保護『自我』的細胞免受『非我』的細胞傷害」。然而事實上，在單一細胞分化時，便會依照周圍的場而分化成不同的樣子。首先細胞會建構出一個流動性的系統，而這個系統能不能適應「自我」這個場，將決定細胞會如何變化，會獲得哪些功能。

適應了「自我」的場後，細胞成為了「自我」這個系統的一部分，並創造出新的

「自我」。而且，這個「自我」在形成的過程中會逐漸改變形態。當這個「自我」持續改變形態時，整個系統也會持續自我組織化，直到人的一生結束。這就是免疫學理論的原則。

## （9）什麼也不做，也是一種治療方式。（希波克拉底）

那麼，進入最後的壓軸吧。

希波克拉底（約西元前四六〇年～約西元前三七五年）為古希臘的醫聖，想必無須多做介紹。他的研究重視對病人的觀察與過去的經驗，取代了之前的薩滿醫學，確立了所謂的「經驗醫學」，並集當時的醫術大成，被稱為醫學之父。他是首先提倡自然（Nature）療癒能力的人，可說是自癒能力理論的萌芽。

不採用任何可能會傷及到人類尊嚴的治療方式，僅以輔助自癒的概念進行治療。這不正是醫療的原點嗎？（《〈醫學〉用語辭典》John Daintith等著，長野敬譯，日本

青土社）

癌症治療已有超過半個世紀的歷史，從醫療現場的經驗中，我認為治療身體只是表面的形式，在生老病死的過程中，幫助每一個人有尊嚴地走過這一段，才是醫學的本分。因此，像外科手術這種可能會傷及尊嚴的治療方式，或許在未來的某一天就會走上消失的命運吧。

# 12 與健康和疾病相關的迷信及真相

## （1）不能挖肚臍裡的汙垢

正確。肚臍底下是腹膜，絕不能施予過度刺激。正如各位所知，肚臍理的汙垢並不容易清乾淨，要是硬要挖出汙垢的話，容易傷到腹膜。若細菌跑進腹膜很可能會造成腹膜炎。過去常出現因為挖肚臍而導致腹膜炎的例子。

## （2）吃西瓜籽會得到闌尾炎

正確。以前的歐洲曾有過「吃下葡萄籽會得到闌尾炎」的謠言，現在這個謠言被認為是騙人的。然而最近，我一位醫師朋友在吃了西瓜籽後卻得到了闌尾炎，看來這並不是單純的謊言。

**（3）蜆對肝臟有益**

正確。雖然沒有在科學文獻上留下紀錄，但蜆含有均衡且高品質的蛋白質，以及豐富的維生素$B_2$、$B_{12}$、礦物質，足以讓人相信蜆有改善肝功能的效果。

**（4）紅色內褲是必勝的顏色**

正確。雖然沒有科學上的根據，但如果意識到自己身上穿戴著紅色的東西，便可以感覺到體內正在湧現出活力。老虎伍茲在比賽的最終日一定會穿著紅色的衣服。

## （5）酒是百藥之首

正確。出處是古代中國的《漢書》。酒精可促進血液循環，也可幫助回復疲勞、消除壓力。還能刺激食慾中樞，以提升食慾。晚上小酌時隨之而來的「雀躍感」，毫無疑問地可幫助預防癌症或失智症。對我而言，晚酌是不可或缺的存在。

## （6）感冒時要喝蛋酒

正確。首先，蛋白內含有一種具殺菌作用，名為溶菌酶（Lysozyme）的酵素。這種酵素可以分解感冒病毒與細菌，還可以抑制發生在喉嚨與支氣管的發炎。此外，蛋的營養價值、酒精的暖身、助眠效果合為一體，讓人的身體獲得了休養的效果。在我老家，要是有人得到感冒，一定會喝蛋酒。我的母親與祖母常會用陽極鍋煮完蛋酒後，倒到杯子裡端給病人，那個畫面相當讓人懷念。

正確。葛是豆科的多年生植物，為秋之七草的一種。葛的根部含有優質的蛋白質，以葛根所製作出來的葛粉再加上砂糖，並倒入熱水混勻即為葛湯。喝下葛湯後能促進血液循環，防止著涼並消除體內的寒氣。科學上也有其根據，首先葛湯內含有大豆異黃酮類的物質，可以促進血液循環，增加血液的氧氣供給量。而之所以會有「感冒時要喝葛湯」的說法，也是因為大豆異黃酮有強力的解熱作用。不過這裡有個小小的問題，現在市面上所賣的葛湯，大都是由混有馬鈴薯澱粉的葛粉製成的。這種葛湯可能會無法完全發揮其應有的效果。

如前所述，在我的老家，國中生以上感冒就喝蛋酒，國中生以下則喝葛湯。也因此我們的感冒通常不會持續太久。

這與順勢療法的烏頭藥（Acon.用烏頭製成的藥劑）機制類似。訣竅在於當你覺得「快感冒了」的時候馬上服用，等症狀出來再吃的話就沒有效果了。這很適合用來訓練直觀。

## （8）喝七草粥可以百毒不侵

正確。有人說七草粥的起源可追溯到平安時代，不過從鎌倉時代起，七草的種類才定了下來，分別是芹菜、薺菜、鼠麴草、繁縷、寶蓋草、蕪菁、蘿蔔。都是在生意盎然的春天所盛產的植物，人們會食用這些植物以祈求健康、消災。

順帶一提，秋之七草則是胡枝子、中國芒、葛、長萼瞿麥、黃花龍芽草、白頭婆、桔梗。在我們醫院的餐點中，年初七（1月7日）早餐就是七草粥。因為我很喜歡吃，故從來沒有錯過。粥裡淡淡的鹹味讓人感到十分舒暢。

**（9）喝醋可以讓身體變得比較柔軟**

錯誤。完全沒有理論根據的說法。

**（10）在太陽穴上貼梅乾可以減緩頭痛**

錯誤。這也找不到科學根據。有另外一種方法是在肚臍上蓋著浸過中藥的紗布，由於肚臍底下連著腹膜，或許可以藉此吸收紗布內的中藥，但很難想像太陽穴也有一樣的吸收效果。過去常可看到在太陽穴上貼梅乾的老奶奶，不過貼著梅乾的老爺爺則比較少看到。（《迷信的教誨》解謎研討篇，河出書房新社）

## （11）土用丑日吃鰻魚可以防止中暑

正確。所謂的土用，指的是立春、立夏、立秋、立冬往前算十八天的一段日子，而夏天的土用丑日，則是被包含在立秋之前到來的土用。與其他魚類相比，鰻魚含有大量容易消化的脂肪，且含有豐富的維生素A。維生素A可防止視力下降，並可提升消化系統與呼吸系統對疾病的抵抗力，也有提升生殖功能的效果，好處非常多。

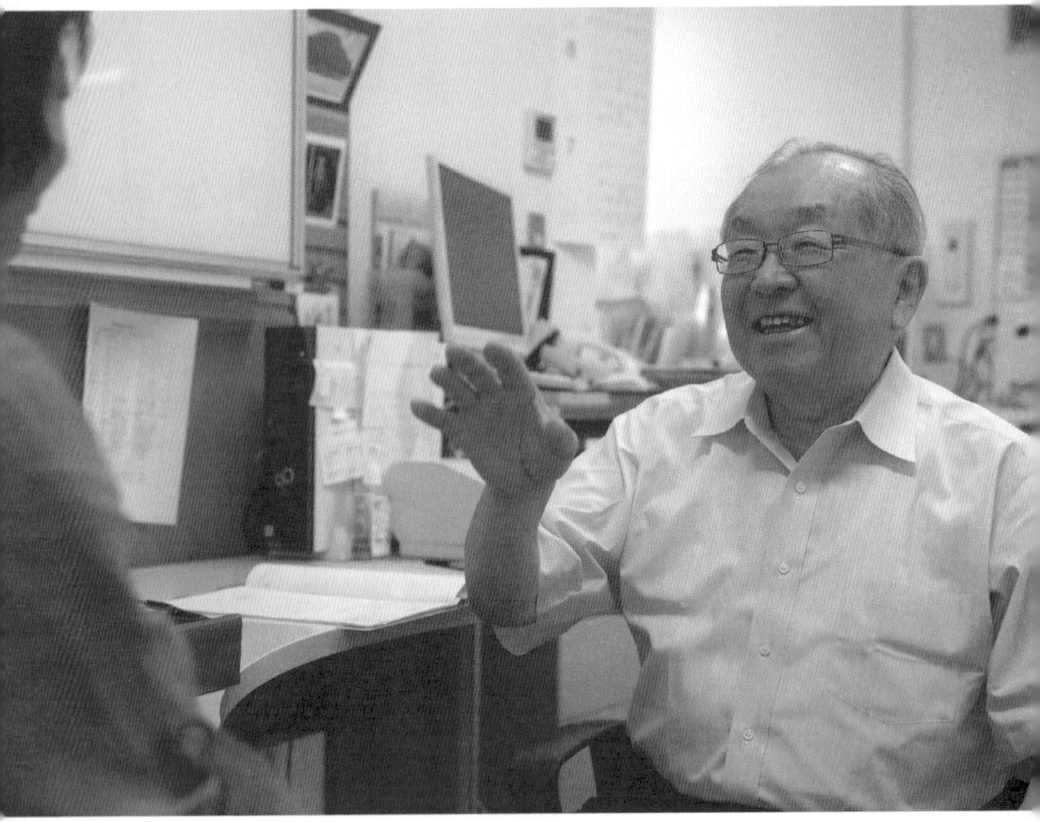

# 第3章

# 面對疾病的心態與預防方式

## 1 癌症

包括癌症在內，一個人會因為何種疾病而死亡，大都已先寫在基因密碼內。不過，這個基因密碼是可以改寫的。只要從生活習慣與心態下手，就有可能改寫體內的基因密碼。

我的父親在70歲時因胃癌去世。既然如此，自然也可以推測出，我自己或許也將在同樣的基因密碼下得到胃癌。若想讓這段基因密碼保持沉默，首先該做的就是不要讓自己養成與父親相同的生活習慣。舉例來說，我曉得父親很愛吃某種食物，那麼我就該盡量避免碰這種食物，而是吃其他食物代替。雖說如此，若想靠這招防止癌症，卻也沒那麼容易找到適合的替代食物。

該選哪種食物來代替呢？這取決於你的直觀。因此首先請多訓練你的直觀！除此之外，心態也是很重要的。這即是前文中曾提過的柏格森所主張的，應致力於快樂與創造。當我們讓體內的生命場躍動起來，滿溢出豐富的生命力後，我們便會被快樂的感覺包圍。不過這裡的快樂並不是一般的快樂，而是伴隨著創造的快樂。

創造什麼呢？就是用自己的力量，改造自己的樣子。這不就是自我實現嗎？如果能在無止盡的自我實現過程中感受到莫大的喜悅，那簡直是如虎添翼！要預防癌症只能靠這個了！首先，請你隨時保持著好奇心，不要輕易放過任何一個可以讓你感受到生命躍動的機會。

當你做到這些之後又會如何呢？如前文所述，癌症是整個人體出了問題所導致，需整合主管治療的西洋醫學與主管療癒的替代療法才能治癒。整合這兩種療法後可提出一套治療的戰略，若要提升這個戰略的治療效果，需讓醫師與患者將彼此視為一體。因此，首先請你選擇明白這些道理的醫師吧！關鍵就在這裡。

若你能打從心底相信自己的主治醫師，接下來只要抱著期待實行治療戰略就可以了。而在實行戰略的過程中，也需時時檢討，以提高戰略的效果。

# 2 失智症

一般人或許會認為，失智症與其說是疾病，不如說是一種老化現象，應該要交給這方面的專家去評論。不過，站在整全醫學的立場來看，我們認為，將生前世界與死後世界整合起來，才是一個完整的人。

整全醫學所關注的不只是生了病的人，而是在生老病死中每個階段的人們。當然，也包括了死後的世界。同時考慮到人們在生前世界與死後世界的姿態，就是初創大整全醫學的意義所在。為了做到這一點，大整全醫學提倡積極性的養生。所謂的養生，指的是正確地養護生命。讓生命能量每天越來越高，在死去的那一日達到最高，並帶著這個氣勢一口氣突入死後世界。這就是積極性的養生。

預測到死亡接近時，一口氣往前加速，用力踩下設在死亡大門前的跳台，鼓起勇氣躍入死後的世界。原本希望如此，但若得到失智症，不就做不到了嗎？原先抱著喜悅感與創造力，期望能在大整全醫學底下達成的目標，也會成為泡影。因此，無論如何都必須防止讓自己得到失智症。不過，這並不是要你用抗老化的方法防止自己老化。而是要你有一個人該有的樣子，懷著敬意接受自己的老化，同時，多嘗試各種防止失智症的方法，讓生前世界與死後世界之間產生連結。

以下介紹幾種防止失智症的方法，首先是運動。並非一定要做些什麼特別的運動才行，就像貝原益軒說的，先努力經營自己的事業吧。也就是說，仔細完成手邊的工作。

說到飲食養生，就不得不提晚上的小酌。酒類本身就有預防疾病的效果，湯豆腐含有大豆異黃酮，初鰹含有EPA、DHA，紅蘿蔔飯則可攝取胡蘿蔔素，這些食物構成了強力打線。第四棒打者則是你興奮的心情，要讓人興奮，最好的媒介就是戀愛的心情。因此，和喜歡的異性小酌一番後，酒席結束時的擁抱是最棒的。血清素的分泌量會急速升高，還可預防憂鬱症。

## 3 腦梗塞

數年前，某本日文月刊雜誌上曾有個企劃，是以「為什麼帶津醫師那麼有精神」為題，在雜誌上連載了一年的內容，並於連載開始時便公佈了我的身體檢查結果。

有一項結果出乎大家的意料之外。一般人到了我這個年齡，就算身體上沒什麼特別的症狀，通常也會在CT電腦斷層圖上看到兩三個輕微的腦梗塞（小洞型腦梗塞），而患者本人不會有感覺。

腦外科醫師看到這樣的結果相當吃驚，不過我卻馬上明白為何如此。事實上，我這幾年內每天都會服用含有納豆激酶的營養品，納豆激酶是一種存在於納豆中的血栓溶解酵素。之所以會養成這樣的習慣，是因為看到至今我仍相敬愛的多田富雄醫師（東京大學名譽教授，免疫學專家），在金澤市的演講中因腦梗塞而倒下。以《免疫學的意義論》為首，多田醫師的著作總是讓我相當驚艷，在與替代療法相關的研討會上，我們常作為研討參與者一同列席。對於他在醫學、醫療上的見識，我總是抱持著很高的敬意，故他的倒下對我來說是很大的衝擊。

在那之後，我聽聞他的症狀惡化得很嚴重。我除了因為一位學養豐富的人倒下而感到心痛之外，也警覺到自己或許該想點辦法預防腦梗塞（雖然這和知性沒什麼關係），於是我在醫院的個人辦公室內四處看看。藥廠業務常會拿營養品的樣品來給我，我通常會把它們隨便堆在室內一角。有了！是一個月分的納豆激酶！我試著服用這些營養品，雖然過了一個月看不出什麼差別，但腦梗塞本來就不會有什麼明顯的症狀。藥廠業務聽到我說了這些之後，每個月都會拿相關樣品給我。現在看來，預防的效果相當顯著。

至於急性腦梗塞治療，最重要的是要讓由缺氧所造成的腦部組織損害降到最低，故必須盡快將病患交給神經內科及腦外科的專業醫師診斷治療。

# 4 心肌梗塞

在我四、五十歲左右的時候，常常會感覺到胸口難受。一開始是下顎感到疼痛，卻不是什麼強烈的痛楚，比較像是從牙根附近傳出來的隱隱作痛。過一陣子，這種疼痛感便擴散到前頸部與前胸部，但即使馬上用心電圖檢測也看不出任何異常。放著不管，10分鐘左右之後就會自然好轉。而且，在我從非常繁忙的事務中解脫的那一刻，似乎特別容易感覺到這種疼痛，故我覺得這個症狀應該不是因為心臟哪裡出了問題，而是某些心因性的原因所造成。隨著年齡增加，這種症狀發作的頻率越來越低，最近幾乎都沒再發作過了。

如果是梗塞，基本上都可以靠納豆激酶營養品來防止其惡化，而心肌梗塞更是會完全消失無蹤，讓人完全放下心來。此外，總感覺我每天晚上小酌時吃的配菜，或許也在不知不覺中清理了血液。

首先，當季的生魚片絕對不能缺席。當季生魚片的三酸甘油酯含量大都偏低，且富含能預防高血壓的Omega-3系列多元不飽和脂肪酸，如「DHA（二十二碳六烯酸）」與「EPA（二十碳五烯酸）」。而且DHA還有預防動脈硬化的功能，EPA則有抗血栓形成的功能，讓人更加安心。

而湯豆腐也是一種不輸給當季生魚片的食物，一年四季都很適合食用。湯豆腐的好處，首先要提到的是大豆的皂素。皂素可以溶解油脂，故有清除血管內累積的脂肪與膽固醇的功能。此外，大豆含有大豆異黃酮，這是一種多酚化合物，可以降低膽固醇與三酸甘油酯的數值。這兩種化合物加起來可說是最強的組合。

在心肌梗塞發病的12小時內，可進行再灌流治療。再灌流療法會使用支架進行經皮冠狀動脈介入治療，以打開冠狀動脈。這需要高超的技術，才能迅速執行複雜的手術，故發病時應儘快求助專科醫師進行診斷與治療。

# 5 糖尿病

讓我們照著教科書一一列舉會導致糖尿病的危險因子吧。同時我以自己當作參考範例。

**（1）肥胖**

我從四十多歲以來，一直處於肥胖的狀態。身高一六〇公分，體重73公斤，一直沒有太大的變化。不過到了我80歲時，開始變得只吃喜歡吃的東西。前陣子重新站上許久未使用過的體重計，上面顯示的是69公斤。

**（2）遺傳基因**

一般認為，家族、親戚（三等親）中，若有糖尿病的病患，則自己也很有可能會得到糖尿病。但我的家族中沒有一位得過糖尿病。

**（3）運動不足**

運動不足會導致肥胖。而在討論糖尿病時，真正會直接導致糖尿病的危險因子應該是肥胖，而非運動不足。這點倒與失智症不太一樣。

**（4）攝取過多熱量**

吃得過多，特別是肉類、油脂類等，絕不能攝取太多。我年輕的時候本來就不會吃太多肉類或油脂類食物，近幾年來更是幾乎沒在吃這類食物。

**（5）吸菸**

一般認為吸菸會促進內臟脂肪的累積，我本身是沒有在吸菸。

## （6）飲酒

有許多研究報告指出，若習慣每天喝過量的酒，則容易造成糖尿病。我雖然沒有安排休肝日，但每天都會喝適量的酒。

## （7）精神壓力

職業病，這我倒是在一般人的平均之上。

這樣看來，疾病最大的危險因子應該是遺傳基因吧。若得到糖尿病，只要改善生活習慣，並實行必要的藥物療法，如胰島素治療等，就可以防止各式各樣的併發症。不過改善生活習慣並不是什麼困難的事，既然如此，好好與糖尿病共存共生也是可行的方法。

# 6 憂鬱症

「沒什麼精神」、「好憂鬱啊」、「總覺得心情一直好不起來」——這些句子所形容的心理狀態，在精神醫學上稱作「抑鬱」。若這種抑鬱現象過於嚴重，會妨礙到工作與日常生活，便會形成「憂鬱症」。憂鬱症決不是什麼特殊或罕見的疾病，調查發現日本人中每15人就有1人有憂鬱症的經驗。或者也可以說，「憂鬱症就是心理上的感冒」，得到憂鬱症就像得到感冒一樣平常。（《憂鬱症的自我預防、治療》帶津良一、福西勇夫監修）

然而，有一位在大出版社工作的青年朋友曾因為「憂鬱症」而辭職，像他這樣的人並不在少數，看來憂鬱症的處理並不像感冒那麼簡單。

不過，我們是來自虛空的孤獨旅人，旅人在旅程中常帶著獨特的旅行情趣。旅行情趣由許許多多複雜的感情交錯而成。旅行有時會有深刻的感觸，而這些感觸的根本便是生命的悲傷之處。這是我長年來的心得。因此我認為人們在活著時，應該要好好體會自己生命的悲傷之處，並對其他人生命的悲傷之處抱持敬意。與這些相比，憂鬱的原因根本微不足道。只要站穩腳步，憂鬱的事物就會煙消雲散。

在50歲之前，我們會鍛鍊自己的身心，為了讓世界、讓他人認可，為了賦予自己生存的意義而努力，可說是一段確立「自我」的時段。在這之後，便會進入實現「自我」的時段，持續在自我實現的道路上奔跑，直到永遠。在這段期間內，幾乎沒有可以容納「憂鬱」存在的空間。

為了預防憂鬱，首先可以想辦法增加腦內的血清素。根據日本生理學醫師有田秀穗所述，

（1）每天練習呼吸法。（2）快步行走。

（3）早上曬太陽。（4）擁抱喜歡的人。

雖然不是每件事都能盡如人意，但人生只有一次，在活著的時候盡可能地提升生命的質與量吧。若有治療必要，可以交給醫學專家，平常則可藉由順勢療法的幫助來調整自己的狀況。

# 7 膽固醇數值過低反而不好

膽固醇（Cholesterol）是存在於高等動物體內的代表性固醇（類固醇的一種）。一開始是在膽石內發現這種化合物，故命名為膽固醇。在神經、腦脊髓內富含這種物質。很少人知道，腦有70％是由脂肪構成。這是因為腦的神經細胞需要時常以電訊號傳送資訊，為了防止漏電，會以脂肪包裹著神經突起。這些脂肪中含有大量膽固醇，若膽固醇含量下降，會導致各種腦功能出現問題。另外，膽固醇也是構成細胞膜的成分，要是沒有膽固醇，或是膽固醇太少，細胞膜便無法正常實行它的功能。當然，免疫細胞的細胞膜也一樣，沒有足夠的膽固醇，便無法發揮完整的功能，缺乏的情形如果繼續下去，便會有很大的問題。

還有一點很重要的是，大多數激素的原料都是膽固醇。舉例來說，性激素中的雌激素、睪固酮（雄性激素）、腎上腺皮質素等，都是以膽固醇為原料製作出來的。特別是雌激素，這是女性比男性長壽的最大原因。

雌激素具有強化骨頭、預防動脈血管硬化、提升大腦機能的作用，是維持身體健康不可或缺的物質。腎上腺皮質所分泌的皮質醇則可提升對壓力的承受能力，也是相當重要的激素。

事實上，有研究結果指出，夏威夷的日系移民中，膽固醇過低的人容易得到癌症，且因腦中風而死亡的比例也較高。（《讓大腦在死前持續進化的書》高田明和著）

確實，在我的印象中，癌症患者的血液膽固醇數值大都偏低。或許是因為糙米、素食佔癌症患者整體食物的比例過高，造成膽固醇偏低，但我也見過有些癌症患者幾乎沒在碰糙米與素食，膽固醇也偏低，看來癌症的發病或許和膽固醇有某種關聯。與其關注血液中淋巴球有沒有減少，或許更應該要多花點心力控制膽固醇數值。

膽固醇有那麼多功能，對人體的貢獻那麼大。我們卻只因為可能會造成動脈硬化，而避之唯恐不及，這不是很不公平嗎？

# 8 少年禿

一般人說的「少年禿」，即為基因遺傳所造成的「雄性禿」。青春期過後的男性，頭頂及前頭部等處容易出現掉髮的現象。

在開始掉髮之前，前頭部至頭頂的毛囊（位於皮膚的真皮內，包覆毛根，提供毛髮營養的囊狀構造）會逐漸縮小，使原本又粗又長的頭髮慢慢變細變短。

這是雄性激素造成的結果。雄性激素會作用於前頭部、頭頂毛囊內的毛乳頭細胞，使其分泌抑制毛母細胞增殖的化學分子，縮短毛髮的成長期，造成毛髮變軟。

治療時通常會使用1％的米諾地爾溶液（RiUP）。市面上有許多抑制雄性激素作用的生髮劑，但卻很少聽到有哪種產品專門針對連前頭部都會掉髮的「少年禿」。或許是因為基因遺傳的效果太強，使目前市面上販售的生髮劑都起不了作用吧。因此，乾脆別再去做這些小動作，勇敢地向這個這個世界宣告「我根本不把少年禿放在眼裡」吧。也因此，我從來不曾為人做過少年禿的治療。另一方面，我很常為圓形禿（alopecia areata: AA）患者治療。這種症狀是因為成長期時的毛囊受損所導致的掉髮現象，一般認為與自體免疫、壓力或其他各式各樣的原因有關，目前還未定論。

圓形禿的患者會到我這個非皮膚科專業的診所，大多是希望中藥或順勢療法能改善他們的症狀。而我有時會以順勢療法治療，有時則是會用順勢療法搭配中藥應對。

一位50多歲的男性病患來求診時，我配合他內向的個性，開給他含磷（Phosphorus）藥物，於是他直徑3公分左右的禿頭，只過一個禮拜就完全好了，讓他大吃一驚。我看了那麼多病人後，發現壓力或許不一定是禿頭主因，但總脫離不了關係。

若以中藥治療，可服用柴胡加龍骨牡蠣湯、桂枝加龍骨牡蠣湯、酸棗仁湯、加味歸脾湯、加味逍遙散等，有安定精神作用的帖子。一位30多歲的男性病患因工作而累積了不少壓力，雖然順勢療法與中藥對他來說有些麻煩，但在服用了三個月的加味歸脾湯後出現了很好的恢復效果。

## 9 皺紋與斑點

臉上的皺紋毫無疑問是老化現象的一種，但皺紋也可以分成小皺紋與大皺紋兩種。小皺紋指的是出現在眼尾或嘴角的皺紋，而大皺紋則是臉上其他部分的皺紋。這兩種都像年輪般記錄著我們的年紀，大可以此為傲。特別是小皺紋透露出一個人的知性，也代表著一個人的成長，決不是什麼糟糕的東西。

另一方面，斑點又稱為肝斑（Liver spots），常出現在30∫50歲的女性上。主因一般認為與濾泡黃體激素有關，若身體照到紫外線，又會更容易發病。除此之外，懷孕、口服避孕藥、抗癲癇藥物、內分泌異常、肝功能障礙、基因、化妝品等，許多因子都有可能造成肝斑。

說到預防皺紋與斑點，那就是氣功了。皮膚與消化道的黏膜，是身體保護自我免受非我侵害的戰場前線。也就是說，從消化道免疫的觀點而言，皮膚與黏膜是相當重要的免疫器官。練氣功可以讓這些地方的血流順暢，使樹狀細胞活躍起來。

與皺紋一樣，我認為臉上有斑點並不是件壞事，我並不討厭，反而覺得女性的斑點正是另一種美的象徵。在酒酣耳熱之際，泛紅臉頰上的斑點反而更有韻味。彷彿看到體內活躍的生命場，漫溢出豐沛的生命能量，而斑點正是其中不可或缺的美麗點綴。各位朋友，請您大方展現出自己體內蘊涵的生命場吧。

有許多方法可改善斑點，像是避免照光、停止服用相關藥物，內服傳明酸與維生素C，外用對苯二酚等美白劑等。但目前似乎還沒有一種決定性的治療方式。（《實踐　皮膚病變剖析》日本醫師會編、日本醫師會）

順帶一提，順勢療法中也有使用烏賊墨汁（Sepia）的治療方法，但目前還沒有使用這種方法長期治療的病例。

無論是哪種方法都很花時間。但就像宮本武藏的《五輪書》所提到的「千里之行，始於足下」一樣，需要時間的累積才看得出效果。

## 10 花粉症

每年一到春天，日本就會開始流行花粉症，有時甚至還會造成社會問題，但我從來沒受到花粉症的影響。真要說起來，印象中，學生時代時我就不曾在耳鼻喉科的課程中聽過與花粉症有關的內容。

這是因為花粉對我來說，不是「非我」的事物，而是「自我」的一部份。過敏反應是免疫系統的失控所造成的。免疫系統是把非我的事物排除在自我之外的機制，如果花粉本來就是自我的一部份，自我與自我之間就不會產生免疫反應了。

小時候，放學回家後，我常會把書包一丟，和朋友們一起在飛舞的花粉中奔跑。就算待在家裡，紙門上到處都是洞，木窗破損嚴重，花粉常常飛進屋內，故人們身邊時常有花粉存在。

我的病人中，也有不少人每年都為了花粉症而感到困擾。原本為了防止癌症復發而經常來診所進行順勢療法的病患，在過了新年之後，幾乎所有人都會開始受花粉症所苦而前來求診。

有些患者原本不是我的病人，但到了這個時期，便會為了要治療花粉症而出現在我的診所，讓診所變得相當熱鬧。這些病患大多希望以順勢療法的方式治療，也有一部份的病患想要以中藥治療。

若要治療花粉症，西洋醫學會使用抗組織胺與類固醇藥劑。中醫則會使用小青龍湯、麻黃附子細辛湯、龍膽瀉肝湯。若採用順勢療法，則會使用Allium cepa，也就是洋蔥療法。治療打噴嚏會使用沙巴藜蘆（Sabadilla），要治療眼睛發癢則會使用小米草屬植物（Euphrasia）。

就算得到花粉症，只要可以把症狀控制在容許範圍內即可，故只要針對頭部進行順勢療法，而且順勢療法的副作用很少，也不用花什麼錢，很受大家歡迎。

另外，我從三年前開始也出現了花粉症的症狀。看來文明的生活有可能會讓身體逐漸把花粉看成是非我的事物。

## 11 牙齒

其實我很少在意我的牙齒如何，也因此常覺得很不好意思。至於是對誰感到不好意思，那當然就是我的牙醫，銀座的Y醫師。

從我出生以來就很討厭刷牙。在我於靜岡縣共立蒲原綜合醫院任職時，F院長養的狗從來沒刷過牙，卻一顆蛀牙都沒有。或許是因為院長到處宣揚這件事，讓我更懶得刷牙吧，但我認為主因還是我天生討厭刷牙。

經營高松養生塾的T先生是一位牙醫。每年我會去拜訪一次養生塾，而T先生總會親自開車來機場迎接我們。開車時，他會一直咬著牙刷，當停下來等紅綠燈時，還會刷個幾下。讓人覺得不愧是以此為職業的人。

Y醫師幫我看牙齒的時間並不長，大概是從65歲才開始看的。要是我65歲就離開人世，他大概會認為我的牙齒很健康吧。有一次我正要前往奧地利的格拉茲參加順勢療法的國際會議，但在出發前牙齒開始疼痛。於是我帶了扶他林錠、葛根湯，以及順勢療法中所使用的磷酸氫鎂（Magnesia phosphorica）等藥物出門。

我待在奧地利時，會交替服用葛根湯與磷酸氫鎂，這讓我的牙痛稍稍減輕，但疼痛感仍持續不止。回國的機上餐點我選擇了「壽喜燒」，並想喝點單一麥芽威士忌，於是在機場服用了扶他林錠，此時牙痛完全消失了。看來當錠劑還在口內時便發揮了它的效果，這讓我又再一次體驗到西洋醫學的威力。

若提到該如何盡可能地維持健康的牙齒，我會想到江戶時代，以中興臨濟宗而受人尊敬的白隱禪師（一六八五～一七六八）。禪師擔心年輕的修行僧人坐禪過度，會傷害身體，故指導他們以「內觀法」為基礎的呼吸方法。其成果在他的著作《夜船閑話》中也有提及，如下所述。

「雖然我現在已經超過七十歲了，但身上一點疾病都沒有，牙齒完好、眼睛和耳朵皆功能正常，有時候還會忘記要戴老花眼鏡」。

# 12 口臭

我非常喜歡吃初鰹。說到鰹魚，就不能不提日本詩人正岡子規（一八六七～一九〇二）先生。他的《仰臥漫錄》中寫道，明明自己已經快死了，到了初夏時還是會盡情享用鰹魚生魚片。

我不曉得他用什麼吃法吃鰹魚，但我會在小盤子裡倒入醬油，並在醬油裡放入兩、三片蒜片，讓蒜片的一半浸泡在醬油中，一半保持新切狀態。接著把生魚片浸入醬油內，再將蒜片貼在生魚片上，一口氣吃下去。到了隔天，身旁的人一定會抱怨我的嘴巴有大蒜臭味。

口臭可分為生理性口臭與疾病性口臭，疾病性口臭就交給牙醫來說明，但如果是生理性口臭，還可分為以下幾種。

「一般口臭」包括老年人口臭、起床時的口臭、空腹時的口臭、緊張時的口臭、疲勞時的口臭等。

「激素失調造成的口臭」包括懷孕時的口臭、月經時的口臭、青春期的口臭、更年期的口臭等。

「食物、藥物造成的口臭」包括大蒜、酒類、高單位性維生素等。

生理性口臭如文字所示，是由生理現象造成的。想要完全消除這種口臭是不可能的，有這種口臭的人最好要有這樣的認知。不過如果只是要稍微緩和這種口臭，藥局有販賣各式各樣的口臭去除劑。

以下列出幾種口臭去除劑的商品名、主成分。

（1）Saclophyl錠：由葉綠素等成分製成的綠色錠劑，主成分為銅葉綠素鈉

（2）Breath care：強烈薄荷錠：薄荷醇、香芹油

（3）BREO super：青蘋果薄荷、奇異果粉

（4）Ora2 口香噴劑：L薄荷醇

看起來，幾乎都和薄荷有關。

與喜歡的女性接吻時，口臭對我而言並不會造成妨礙，故大家也不必過於在意。

## 13 老年人的肩頸痠痛與腰痛

肩頸痠痛的原因包括過勞、姿勢不良、精神緊張。這些行為除了會造成肩頸痠痛之外，還可能引起變形性頸椎症、高血壓、眼睛疲勞、自律神經失調、更年期症狀等。

我在負責門診的日子時，從早上八點半到晚上五點都得一直進行診療工作，結束時只感覺相當疲勞。肩膀多少有點痠痛，不過全身的勞累感更加明顯。但到了隔天，這種疲勞便會煙消雲散。我有時會在凌晨兩點半起床，起床時都覺得神清氣爽。一定是因為前一天的晚餐吃得很愉快吧。晚上的小酌讓我的身心能完全放鬆，之後便能睡得很熟，讓身體的疲勞感一口氣消失。

除此之外還有一點，若這天我在川越的醫院值班看診，早上十點半時會有茶水送到旁邊的房間，供負責健康檢查的人們享用。這裡有四位女性事務員，我與這些女性們喝完茶後，某位女性會幫我揉一揉、捶一捶肩膀。這時女性激素，或稱之為幸福激素就起了作用。

至於腰痛，幸運的是，我完全沒有腰痛的問題。我的血脈或許是一個原因。我的老家雖是個商家，但雙親都是農家出身，他們的家人日夜都需到田裡工作，體內流著農民的血液。當然，我的身體也留著農民的血液，也就是說，可能我天生腰就很健康。不過，我覺得最主要的理由應該是我有在練「氣功」。

中國將氣功定義成「以養正氣為主要目的的自我鍛鍊方式」（劉貴珍）。而氣功的三大要素分別是調身、調息、調心。

**調身…調整姿勢。**

代表性的姿勢是「上虛下實」。放鬆上半身的力量，並將氣力集中在下半身，也就是「臍下丹田」、腰、腳、足心的狀態。維持這樣的狀態，可以「提升自我組織化能力」。

**調息…調整氣息。**

練習腹式呼吸。讓腹肌群與橫膈膜大幅度地伸展，可以讓腹腔內壓與胸腔內壓有規律性的變動，這有按摩內臟的效果，能改善血流狀況。

把注意力集中在呼吸上後，便可將體內時時刻刻產生的熵丟到體外，提升體內的秩序性。此外，當呼吸運動旺盛時，可活躍自律神經中的副交感神經，讓生活在高壓社會、資訊社會中，交感神經一直處於興奮狀態，而副交感神經一直處於靜默狀態的我們，能重新找到一個適當的平衡。

**調心…調整心態。**

屏除雜念，讓心神得以集中。舉例來說，日本臨濟宗高僧澤庵宗彭提倡的「不動智」，即是為了提高自我的組織化程度。所謂的不動智，指的是讓自己的心神得以在四面八方遊走，卻不會因為一事一物而牽絆。當我們走到哪裡，心就在哪裡。

我練了將近40年的氣功。於川越的醫院以及池袋的診所任職時，每週都會練一定次數的氣功。氣功共有七百多種，我的醫院的道場有在教授的氣功方法則有15種。包括八段錦、楊名時太極拳、心呼吸法「時空」、簡化外丹功等。隨著各種氣功練法的不同，腰部的負擔也有所差異，若考慮到氣的流動，那就更是千變萬化，練氣功的人最好能多多接觸各種不同的訓練方法。

在腰痛的治療方面，中藥有芍藥甘草湯、苓薑朮甘湯、疏經活血湯。順勢療法中則常使用毒漆藤（Rhus Toxicodendron）或山金車（Arnica）等藥草。

〈參考文獻〉
《気功で病気を治す小事典》（帶津良一、二見書房）
《NHK趣味百科 気功專科》（帶津良一、日本放送協會出版）

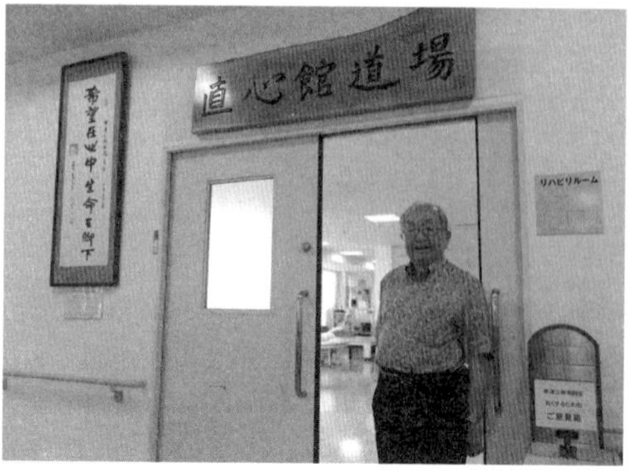

# 14 骨質疏鬆症

即使骨骼的化學組成沒有改變，如果骨質密度減少，就是所謂的骨質疏鬆症。老人、停經後的女性、使用過多類固醇、長期不運動、骨折癒合處等，皆容易有骨質疏鬆的情形。

人的骨質密度在成長期時會逐漸增加，到了骨骼的成熟期，便會逐漸減少。如果因為疾病等原因，骨質密度比同性別、同年齡層的人還要少，便有可能與骨質疏鬆症有關。故算是一種老化現象。

患者的血液檢查報告中，血漿中的鈣離子、無機磷、鹼性磷酸酶都很正常。因此只能藉由X光攝影來診斷。患者密質骨的皮質厚度會變得較薄、鬆質骨的骨小梁數目與厚度皆會減少。

骨質疏鬆症的症狀包括覺得腰部沉重、疼痛，並有慢性疲勞的現象，但最惱人的應該是脊椎骨折的可能性增加。雖然脊椎骨折仍有方法可以治療，但會變得很麻煩。因此如果被診斷出骨質疏鬆症，建議可服用以下物質，以阻止情況繼續惡化。

①鈣片　②維生素 D　③雌激素　④蛋白同化劑等

此外，我們可以在日常飲食中多食用富含鈣質的食物。像是牛奶、起司、沙丁魚乾、蝦乾、昆布、黃綠色蔬菜等。不過這些食物有多少效果我就不敢保證。

順勢療法中常會使用海克拉熔岩（Hecla）、磷（Phosphorus）、聚合草（Symphytum）治療骨質疏鬆，中藥則會用龜板（龜殼）、牡蠣殼、龍骨（大型脊椎動物的化石）來治療。

不過這些都是為了防止在跌倒時受重傷。要做到這點其實得靠氣功，特別是太極拳就會有很好的效果。我自己曾經跌倒過三次，幾乎沒有受傷，應是因為我有練太極拳的關係。

太極拳中那一套連綿不絕的動作，中文稱作套路，可以讓人在移動身體的時候更為流暢、更富柔軟度。養成這個習慣後，便可減少跌倒的機率，就算跌倒，也不會受重傷。

## 15 老花眼

雖然病名是老花眼，但在中年過後，水晶體的彈性便會越來越差，要看近物時沒辦法調整成適當的形狀，這就是老花眼。這也是一種老化現象，不過受個人差異的影響很大。可惜的是，水晶體的老化現象並沒有專門的預防方式。

著名的白隱禪師在他的著名作品《夜船閑話》中，提到丹田呼吸法的效果時，寫道「現在我已經超過七十歲了，但身上沒甚麼大病，牙齒一顆也沒掉，眼睛、耳朵都很健康，有時還會忘了戴老花眼鏡，從沒缺席過每個月的兩次講道。依每次講道的不同，聽眾可能會多達三百人、五百人，時間也有可能拖到五十日、七十日。在這段時間內進行了五、六十次講道，廣布佛家經典與祖師語錄，一天都沒休息過。即使如此，身體和心靈都抱持在很健康的狀態，力氣甚至遠勝年輕時。我認為這都是因為我有在修練內觀之法所獲得的奇效」。

從我聽過白隱禪師到現在已超過了40年，而我是在79歲時才開始戴老花眼鏡。與白隱禪師很像的是，我也常常忘記戴上老花眼鏡。舉例來說，我在進行順勢療法的診斷時，需要仔細聽患者們說的話，並分析他們說話中的資訊。首先要做的是建立清單（Repertory），將病患話中的重點一一捕捉下來，羅列出一條條特徵，接著針對這些病徵選擇治療方式，並翻查藥物事典（Materia medica），再次確認各種治療方式的特質，以確定要選擇哪種治療方式。

書中所寫的全是英文，而且這類書就像辭典一樣，字非常小。當我交替閱讀著兩本事典內細小的英文字時，在旁邊從頭看到尾的患者每次都會發出讚嘆。像是「哇！醫師，你不用戴老花眼鏡都可以看得到那麼小的字喔！太厲害了！」之類的。

順帶一提，目前82歲的我，每年要講將近百場演講，而且幾乎都是長達90分鐘的演講。不過，就算這90分鐘一直都站著，我也不會覺得疲累。與白隱禪師一樣，都是因為有練氣功的關係。

# 16 白內障

白內障是因為眼球水晶體的混濁導致。造成白內障的原因有很多，其中比例最高的是身體老化導致的白內障。由於這屬於老化現象的一部份，故為順勢療法醫學的研究對象。而既然是老化現象之一，這種白內障的預防方式就與預防癌症復發及預防失智症相同。運動、飲食、保持身心愉快，都有預防的效果。我之所以沒有白內障的問題，想必是因為我在工作時需要常常移動、只吃喜歡吃的食物、很享受晚上的小酌，並且每天練氣功的關係。

此外，早上喝一杯新鮮的柳橙汁，應該也有一定的預防功效。至於為什麼會想到柳橙汁，是因為我常為了演講而跑來跑去，幾乎每個週末都會住在飯店。

我大多會在每天早上寫演講稿。大約清晨四點左右起床，先泡個澡，然後開始在稿紙上書寫。飯店的餐廳會在六點半時開放，而我常是第一位客人。而我點的餐從以前到現在也幾乎沒變過，就是生啤酒、現榨柳橙汁，和一個荷包蛋。後來連侍者都認得我了，所以我只要說「老樣子」，他們就知道我的意思了。

生啤酒和荷包蛋，這樣的早餐我已經吃了20年以上，但現榨柳橙汁卻是最近才開始加入我的菜單內。我忘記當初為什麼會開始喝柳橙汁，只記得當我喝下第一口時，就感覺到了維生素C強烈的存在感。我吃早餐時，首先會咕嚕咕嚕地一口氣喝下生啤酒，享受其美味，再品嘗荷包蛋和柳橙汁。不過我記得以前學過維生素C暴露在空氣中時會迅速分解，故我通常一開始會先喝掉半杯左右的柳橙汁。

接著我會在荷包蛋上加上大量食鹽，然後邊喝著生啤酒，邊吃完荷包蛋。等兩者都吃完之後，一口氣把剩下的柳橙汁喝完，結束這一餐。我總覺得我之所以沒有白內障，是因為攝取了很多維生素C的關係。

若想治療白內障，服用藥物幾乎沒有效果。除了以手術摘除水晶體之外，沒有其他回復視力的方法。事實上，在我的周圍也有許多人在討論是否要接受白內障手術。這種手術並不困難，接受手術的人們後來都能安全且確實地恢復視力。

過去曾與我一起工作，如我的左右手般的初代總護理師長也在幾年前接受了白內障手術。她先動了一邊眼睛的手術，一年後另一邊的眼睛也動了手術。幾乎沒什麼人知道她去動了手術，我們都是在手術之後才陸續得知。手術後，她的老花眼恢復正常，視力也有所提升，已經年過80歲，仍是每天駕著自己的愛車到處跑。我自己也從她身上分享到了這份喜悅。

確實，與其他手術相比，有許多人在動過白內障手術後都能順利治好，其實沒什麼特別值得一提的事。不過另一方面，在我看門診的時候，常會與病患們討論是否要在最近動白內障手術。有些病患們已經得了嚴重程度不一的癌症，如果這時還要做手術也太折騰人了。

這時他們要求的就不只是可以治好白內障的方法，而是可以像動手術般有效，卻不用動手術的治療方式。就算手術再怎麼小，患者心裡還是會有些不安。而要舒緩這種不安感，首推「硝酸銀藥物」（Argentum nitrium）。可讓病患在手術前一週服用這類藥物，若手術過程順利，可在手術結束後服用一週由斯塔維翠雀花（Staphysagria）

製成的藥物。

如前所述，白內障無法只靠服用藥物治癒。以下介紹的藥物療法雖然不是確實有效，但或許也能做為參考。

**（一）卡他靈眼藥水**

色胺酸代謝異常會造成水晶體蛋白與醌類物質結合，引起白內障。用與水晶體蛋白親和力高的藥物點眼睛，可以阻礙醌類物質與水晶體蛋白的結合。

**（二）穀胱甘肽**

水晶體內原本還有大量的穀胱甘肽，白內障卻會使其減少，故應予補充。

**（三）維生素 C**

**（四）唾液素**

唾液素為耳下腺所分泌的激素，可調節水晶體囊袋穿透性，是一種很重要的激素，故應予補充。

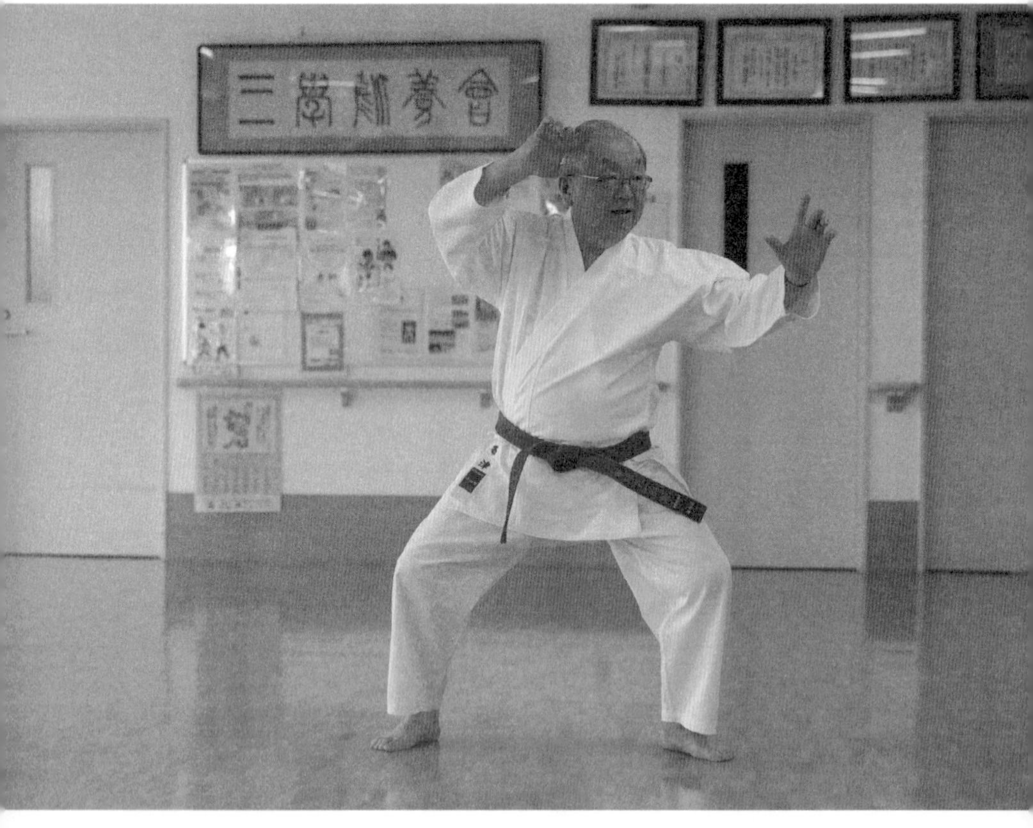

# 第4章

# 青春常駐的秘密

## 1 常保活力的健康效果

在醫療現場待了半個世紀以上，累積了許多癌症治療的經驗，讓我明白了幾件事。沒錯，是好幾件事。其中最讓我深信不疑的是，心理上的雀躍確實可以提高免疫力與自癒能力。

為什麼心理上的雀躍會有這種效果呢？為這個問題提供解答的是法國的哲學家，亨利．柏格森。他認為，在「生命的躍動」之下所滿溢出來的生命力，會讓我們身邊圍繞著喜悅。而且這種喜悅並不是單純的快樂，也會創造出某些東西。至於創造了些什麼，則是依照各人的差異，創造出屬於自己的自我。創造出獨特的自我，換個方式來說就是「自我實現」。既然心理上的雀躍可以達成自我實現，想必也可以提升免疫力與自癒能力吧。我立刻意會了其中的意涵。

要是對患者說「每個人在心理上產生雀躍感的頻率並不會差太多，請你牢牢抓住這些機會」，常會被反問「那醫師您什麼時候會感覺到心理上的雀躍呢」為了好好地回答這個問題，我常在我的腦中準備好各種會讓自己心裡雀躍的事，以做為回答時用的答案。

舉例來說，像是一天內最後的晚餐、原稿截稿前、早晨練太極拳、和女性邊喝酒邊聊天等等。我雖然不是作家，卻一直有人拜託我寫些東西，這讓我相當感激。在我剛開始下筆時，常會覺得不知該怎麼寫才好而覺得有些憂鬱，不過寫到某個進度之後，一看到稿紙便會覺得興奮，接近截稿日時興奮的程度就更高了。《與癌症共舞》的作者Anatole Broyard說，他記得在被宣告攝護腺癌已轉移至全身骨髓時，心中反而升起一股雀躍感。為什麼呢？因為感覺到人生終於有了一個終點。看來不管是東方還是西方文化，都會因為截止日而感到雀躍。而且，他在之後的文章也這麼寫著「我所感覺到的是，我確定某天，某個東西將會中斷我緩慢的日常生活。雖然聽起來有點老梗，但這是我第一次明白到自己不會永遠待在這個世界上。時間的流動對我來說，再也不是理所當然、不痛不癢的事；每件事情對我來說，亦再也不能輕鬆帶過」。

# 2 愛吃的東西別吃太多

貝原益軒的《養生訓》中，花了很大的篇幅介紹飲食上該注意的事，不過重點只有一個，那就是「吃一些喜歡的食物，但別吃太多！」對於食物的喜好，是來自你身體的渴望，也可以說是來自你的生命的需求。然而即使是藥物，要是吃太多，也會損及脾胃之氣，對身體有害。

我的飲食剛好是正統益軒流。以下就來介紹我某天的晚餐吧。一開始是晚上的小酌，這是每天不可或缺的項目，生活的精神來源，也反映了益軒流中的「酒是上天賜予的美食厚祿」，這句話是我的座右銘，堂堂正正地「不定休肝日」。

首先一口氣喝下啤酒。大概喝個兩三罐罐裝啤酒的量（350 ml）。接著喝麥芽威士忌，大概喝個兩三杯。湯豆腐和當季生魚片是下酒菜的雙壁，湯豆腐的配菜只有蔥花，而這天的生魚片是初鰹。我會把大蒜切片後放在紅通通的生魚片上，一口氣吃下去。

我幾乎每天都會吃這個雙壁組合，如果想讓菜色再豐富一些，還會再來道水煮鹹蠶豆，配著谷中生薑與味噌一起吃下。還可以再配上小松昆布，它的鹹味讓人食慾大開。最後再以紅蘿蔔飯作為結束。

我並不是因為這些食物有什麼功效才吃的，只是因為覺得很好吃而已。不過豆腐的大豆異黃酮（與女性激素中的雌激素有類似作用，可防止攝護腺肥大）、生魚片內的EPA（二十碳五烯酸，可幫助血小板凝集、並有著抗血栓作用）、DHA（二十二碳六烯酸，有抗血栓作用、維持大腦健康、降低膽固醇）、蠶豆的維生素C、生薑的強健腸胃、昆布的降血壓功能、紅蘿蔔的胡蘿蔔素（維生素A）等等，可說是養生藥物的寶庫。

不過主角畢竟是酒，其他東西都是為了能喝得更愉快的下酒菜，所以並不會吃得很飽。只會選自己喜歡的東西來吃，最近總覺得這種傾向越來越極端了。

因此，就像益軒老師所說的，我並不怎麼喜歡懷石料理與中華料理那種大餐，因為餐點中一定會出現兩三種我不怎麼愛吃的食物。

# 3 運動

在我念國小、國中時，常在神社或寺廟中丟棒球。講是講棒球，但丟的其實是像軟式網球的橡膠球。沒有使用球棒，而是直接用手去打。壘包只有到二壘，內野區是一塊三角形，所以少少幾個人就能玩得很開心。

國中時我曾到町內的柔道道場上課。我不是為了變得更強壯，也不是有什麼想實現的目標，只是因為當時的男子中學生通常會從珠算補習班或町內柔道場中，選一個參加。雖然我兩個都有參加，但兩個都只是抱著玩玩的心態。珠算方面我很快就練到三級了，但如果想要繼續升到二級，難度會一口氣提升很多，就放棄了。而柔道方面，比較像是一群小鬼頭互相玩鬧。夏夜的柔道練習結束時，我們會一起踏上歸途，並在只有一個電燈泡照明的雜貨店停下來，喝著店裡販賣的彈珠汽水，那段時間為我留下了很多回憶。

當我體悟到柔道並不適合骨架大的人練習，便在高中時成了一個電影少年。而進入大學後則加入空手道社。雖然加入空手道社時是想要確立一個目標，並努力去實現，但事實上空手道也不適合骨架大的人。不過以此為起點，我逐漸接觸了八光流柔術、調和道丹田呼吸法、氣功等，循序漸進地學習，至今我仍相當感謝一路上幫助過我的朋友們。

為了維持健康，我已練了許多年包含太極拳在內的各種氣功，即使我不曉得實際上對健康有多少幫助。但或許是因為我繼承了農民的血統，原本就很喜歡勞動身體，所以當我看到貝原益軒的《養生訓》中提到，幫助家裡的事業也是一種養生之術時，一股感動油然而生。

就算到了現在，我也很喜歡勞動身體，把身體操到極限，這樣也更能享受晚上的小酌。身體勞動與晚上的小酌對我而言是一套組合，兩者間彼此互補。

不管工作忙不忙，我一定會稍微讓身體活動一下。至少，活動身體有預防癌症與失智症的功能。舉例來說，早上我在醫院內的研究室中寫原稿時，常會需要引用文獻，尋找這些文獻就成了一個很好的運動。在我的研究室中有著堆積如山的書本。在不讓書山崩落的前提下尋找這些書，以及在座位與藏書室間來回，都有著不少的運動量。

# 4 人與人的來往

就像我前面所提到的，想要提升免疫力與自癒能力，沒有比保持心情雀躍更重要的事。當我第一次聽到預防失智症和預防癌症的方式非常相似時也嚇了一跳，但在想到這兩種病都是因為一個人的整體出了問題，就覺得很合理了。

要預防這兩種疾病，最好的方式就是保持心情雀躍。如果讓你雀躍的方式可以加深與其他人之間的羈絆，預防疾病的效果就更好了。而要讓心情雀躍，又想要加深與其他人的羈絆，最好的媒介就是酒了。在我過了60歲後，便時常去拜訪高中時代，與大學教時期認識的朋友們。他們大都已在功成名就後屆齡退休。

像我們這種自己開業的醫師沒有所謂的退休。想必我們會一直工作到生命結束的那一刻吧。因為我本來就喜歡工作，所以不會特別羨慕那些已經退休的朋友們，不過看到他們終於達成了某項目標，結束了人生的一個重要階段時發自內心的喜悅，就像一陣清風吹過般清爽。不過，大概還比不上因為久久才見到一次面時，把酒言歡時的喜悅吧。

但在退休一段時間後，原本喜悅的心情也會逐漸平靜下來，再次與他們相見時，就比較沒有那種被清風吹過的感覺了。不過另一方面，我和女性喝酒的機會卻增加了。

60歲以後，會開始感覺到60到70歲才是人生最璀璨的一刻。智力、體力沒有衰退，酒量也沒有減少，但開始懂得如何品嘗人生，每一天都過得很充實。或許也因為如此，突然開始受到女性歡迎。當然，並不是說可以跨越那條線。而是可以輕鬆地與欣賞的女性一起喝酒，沒有拘束地聊天。結束後互相擁抱，接著道別。這些過程可提升血清素的分泌量。為了增加這樣的機會，可以一次與多個值得欣賞的女性來往，不需只限定於一個。

當然，如果女性對象對自己沒有好感，就難以建立起這樣的關係。如果想讓對方對自己有好感，首先要常保自己外在整齊清潔，時候一到，體內的生命躍動便會使生命能量滿溢至體外。不論男女，讓生命能量滿溢出來，是吸引異性的第一步。

## 5 戀愛

《伊那谷的老子》作者、詩人加島祥造去世已有一年半了。我曾去參加他的90歲大壽祝賀會，以及追思會。我們的緣分起源於《平靜地歸去》這本書，書中記錄了我與加島先生的對話。

為了這段對話，我在二〇〇五年七月時初次造訪長野的伊那谷。庭園中有著盛開的金針花。對談時，我曾提到心理的雀躍。

「心理的雀躍？」

加島先生看了我一眼，並這樣回答。

「那應該是因為女性吧！」

這時的加島先生已有82、83歲。到了這個年齡，他的眼中仍透露出熾熱的戀心。

當我看到他的戀人Ａｍｕ時有種恍然大悟的感覺。Ａｍｕ是一個德國女醫師，是一位

60歲左右的知性美人，日語講得相當流利，她常從松本開著愛車過來。她的車是一台跑車，在她豪放的操控下更能感受到它的魅力。

書本出版以後，我和加島先生仍保持著連絡，有時還會收到加島先生寄來的信。他的毛筆字寫得相當熟練。信中寫著：

你是個很有才能的人。

去戀愛吧。

不過，因為你是個名人，要在國內談戀愛大概不容易，去國外吧。

現在我有兩個戀人，一個是你也見過的Ａｍｕ，另一個還沒讓你見過，之後會讓你們碰面。

加島先生相當受歡迎，故可以游刃有餘地和數個戀人同時交往。即使到了80多歲的高齡，身體依然很健朗。隨著我的年齡越來越大，卻越來越受女生歡迎，或許就是受到了加島先生的影響。我英文說得不好，這樣我該怎麼在國外和女性說話呢？這個問題一直沒得到他的回答。

## 6 性愛

說到性愛，就不能不提我們之前一直提到的《養生訓》。這本書裡有關於性愛的段落，或許也因為這樣，讓《養生訓》在各種養生書籍中一直很受歡迎。

◇《素問》（中國戰國時代醫書）中提到，「腎為五臟之本」。想當然耳，養生之道，首重腎臟的保養。而若要保養腎臟，必須使用藥物進補。不只可以貯存精氣，也能蓄養腎氣。

◇特別是老人，更應該靠補藥的力量來養護脾腎的真氣。

◇六十歲以上的人要偶爾宣洩精力。對體力旺盛的人來說，一個月要宣洩一次。

◇四十歲以上的人要適度與人性交，但不要太常射精。

腎臟是五臟的其中一個。主要功能為蓄積精力於內臟，是身體先天的根本所在。這裡貯藏的不只是先天的精力，還包括了五臟六腑中，由水穀轉化而生的精氣（後天精氣），以滋養各臟腑肢體、各組織。因此養生之道，首重腎臟的保養。特別是老人，更需留意脾臟真氣的養護，然而男性在保養腎脾時千萬別用錯藥物。從專業的觀點來看，有補氣、強健身體功能的鹿茸、冬蟲夏草、淫羊藿皆可用以養護腎脾。西藥則可服用威而鋼或犀利士。

此外，當時的60歲大約是現代的80歲，男性在80歲時一個月性交一次應以足夠。而當時的40歲則大約是現代的60歲。至於性交卻不要射精這點，不僅難度很高，若不把已分泌的精液射出來，保存在體內的熵會逐漸增加，我認為這對健康會有不好的影響，究竟事實又是如何呢？

而前章中加島先生在90歲時因腦梗塞而倒下，在自家療養。我偶爾會去他家探病，有一次我買了高級的蜂王漿當伴手禮帶去，他吃得很開心，還問我「吃這個可以硬起來嗎？」天啊，真是太誇張了！

# 7 勞動

在前面「運動」一節中也曾提過要多勞動。這也是貝原益軒的《養生訓》中所說到的。

**◇就算是待在家裡，也要時常作一些可以消耗體力的勞動。**

**◇如前所述，常勞動身體可促進氣血循環，增進食慾，是養生要術之一。不應讓身體一直靜止不動，而是要做些適合自己的事，以活動手腳。時而運動、時而靜止，才能讓氣的流動不至於停滯。要是一直靜止不動，體內的氣也會停滯；要是動得過於激烈，身體則會疲憊。時而動時而靜才是長久之道。**

也就是說，應該要有適度的運動。適度運動有助於失智症與癌症的預防及治療，這是全世界都認可的共識，而貝原益軒早已看透了這一點。

**◇華佗（後漢末年，魏初名醫。發明名為五禽戲的體操）曾說過「人的身體應該要常勞動，勞動可帶動穀氣，使其流通於血脈」。減少身為人的慾望，時而運動身體、活動手腳、步行很長一段距離後坐下休息，都能促進血氣流動。這是養生的一大要務，應當要每天實行。**

而且勞動所獲得的除了勞動本身的喜悅之外，還能獲得柏格森所提的「生命的躍動」，就像是連綿不絕的旋律一樣讓人感到愉悅。就我而言，我在凌晨三點半時開始工作，首先會為前一天所留下的工作一一收尾，像是回覆信件、傳真、整理整全療法的診斷書、撰寫短篇文稿或進行校正工作。大約七點半時會結束，並開始新的一天的工作。

來吧！我隨時都可以接下新的工作。中間的空檔還可以當作工作的準備時間。這點和西點師傅或料理師傅很像，不是嗎？

# 8 學習

一九八七年6月，當時的中國內蒙古自治區呼倫貝爾盟的核心都市，海拉爾市舉辦了一場演講，紀念新設立的癌症中心，我以一位演講者的身分受招待參加。

在Windarai外科部長之後，年輕的外科醫師孟松林先生也曾來到日本，到我在川業開設的醫院留學。我只記得那是在一九九〇年之前的事，大概停留了7個月，不過詳細時間我卻不記得了。

孟松林先生是鄂倫春族。鄂倫春自治旗的核心都市阿里河，是一塊極為純樸的土地，被以森林資源著名的大興安嶺包圍著。在這塊土地上生長的他，可說是純情的化身。看到、聽到任何事情都會覺得驚訝，眼睛瞪得大大的。記得他第一次看到颱風的時候他相當興奮，衝進風雨中全身被打濕，還對著風雨發出驚嘆的吶喊。在他去過迪士尼樂園的隔天早上，問他感覺如何時，他用難掩興奮的表情說

「……月亮很圓」

回想起來，這些就像是昨天才發生過的事一樣。

他回國之後，走上他所期望的仕官一途。他當過鄂倫春自治旗的旗長、盟政府的重要職位。我常想像自己一個人立於草原之上，比平時更接近虛空一些，故我每年都會去一趟大草原。草原上的人們相當歡迎像我這種喜歡草原的人。大家看到我的來訪，莫不引頸期盼地等待著。而孟松林先生的好學之心，更是呼倫貝爾草原歷史上的第一名。

我在二〇一六年訪問時，他仍抱著一貫的純情，說著「我會有現在的成就，多虧了在川越的那7個月」。當我留在草原時，他一刻都沒有離開過我。他今年退休，退休後預計到新設立的中國社會科學院蒙古研究中心擔任第一任所長。我們在草原締結的友情將會一直持續下去。

## 9 挑戰

說到挑戰，首先會想到的大概是入學考試吧。我在昭和29年（一九五四年）考大學，已經是很久以前的事了。當時我的母校，都立小石川高校有三百位男學生、一百位女學生。男學生中有一半都會去參加東京大學的考試。

我也跟隨了這個風潮，向東京大學理科II類提出申請書。在我提交完申請書之後，導師T老師把我叫去職員室問話。

「你沒有要考其他大學嗎？考試結果難以預料，為以防萬一，再多報考一間學校比較好吧……」

「不用了，太麻煩了，這樣就好。」

就這樣，我拒絕了老師的提議。回想起來，那時的我並沒有意識到這個問題真正的意義，只是大家都這麼做，於是我也跟著做罷了。我沒有意識到這是一個難關，也沒有絕對會考上的自信。當然也沒有「我絕對會合格給你們看」這種悲壯的心情。也就是說，一旦順其自然，根本稱不上挑戰。

若要說對我而言有什麼事可以稱得上是挑戰，大概就是寫文章吧。一開始，我為了讓醫院的職員們理解我對整全醫學的想法，寫了一本小冊子。一位為報社工作的友人T先生把這本小冊子拿給講談社的員工看，在這位員工的懇求及仔細指導下，我生平第一本著作終於問世，那是一九八七年時的事。這時的我，毫無疑問是抱著挑戰的心情完成這件事。

在那之後，馬上有其他出版社找上門來拜託我出書。出了一本，馬上又要再出一本，從短文到長文，我已寫過各式各樣的文章。仔細想想，這都是一個個挑戰。寫些什麼東西就是一種創造，如果有什麼新發現也會覺得開心。用柏格森的方式來說，就是創造與歡喜，讓我總是心懷感激。

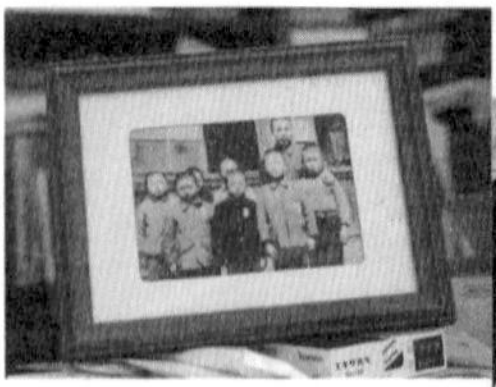

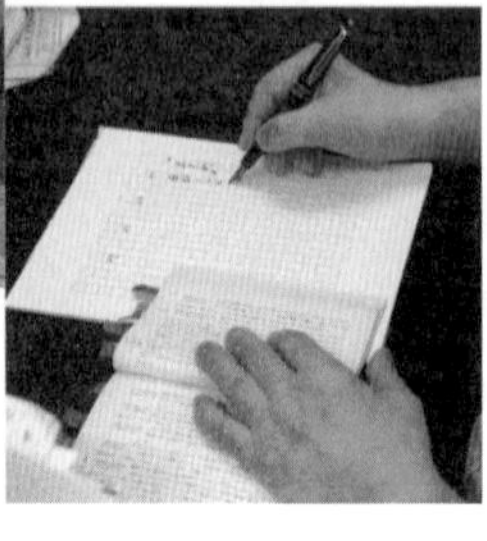

# 10 存不了錢

前一陣子，我曾在一個由我擔任理事長的學會中演講，在我之後還有6位演講者的報告，接著則是全體會員的討論時間。全部結束後只覺得相當疲勞，就算聽到要移動到餐會用餐，也沒什麼食慾。雖然我已經繳了會費，但我還是邀了朋友一起到某個餐館吃飯。我一口氣點了生魚片、醋漬物、醃漬魚內臟、湯豆腐、生啤酒、燒酎等各兩人份，沒把價格放在眼裡。

如前所述，「不會讓錢留在身上過夜」是我的風格，不過在醫院的經營狀況還不錯的那段時間中，我還是有一些存款。我不只可以拿到符合一般水準的薪水，還有演講費與版稅等收入，至少不曾為酒錢而擔心。

在醫院改建時，經費逐漸吃緊，於是我有一段時間把薪水退回去，甚至還從我的存款中拿一些錢出來，我的存款數字瞬間少了一大半。一位朋友說要向我借兩百萬日圓，我看了一下存款簿，剛好也只有兩百萬日圓，要是借他的話就變成0了。最後我只借了那位朋友一百萬日圓，對那位朋友有點不好意思。這一次經驗讓我體會到什麼叫做「如履薄冰」。那時《文藝春秋時刊》也向我邀稿，要我以「老後的理財」為主題寫一篇文章。剛好我也想寫篇這樣的文章，便接受了。標題是「賺錢的同時也能自在地老去」

在我所知道的例子中，我希望能像佐藤初女或加島祥造那樣自在地老去。立川昭二曾說過，要達成這個目的，第一是生活費、第二是健康、第三則是活下去的意志，這三個是必要條件。

生活費只要足以負擔晚上的小酌就夠了。要是存款簿處於如履薄冰的狀態，就必須出去賺錢。至於該怎麼賺錢，最簡單的就是演講費。如果想靠演講賺錢就得把演講講得很精采才行，要是演講太無聊，就不會有人來請我去講了。所以在那之後，我每次演講前都會先做好筆記，演講時放在口袋內，隨時可以拿出來看。

要是不幸得到腦梗塞或失智症，又該怎麼辦呢？要是沒辦法講話，就萬事休矣，再也沒辦法靠演講賺零用錢了，所以得注意身體健康才行。這麼說或許有點天真，不過要是變成那樣，我猜全國的女性粉絲們應該都會來幫我吧。

# 11 貢獻社會

人生五十年，如夢似幻，與天相比不過渺小一物。一度得生者，豈有不滅者乎？（辛若舞曲《敦勝》，日本室町時代所流傳）

據說在京都本能寺的織田信長被明智光秀偷襲，將要自盡時曾跳起一段舞。在織田信長的時代，活過了50年人生，鍛鍊身心、通曉學問、貢獻社會的人們，與其說他們想要「確立自我」，不如說這些事需要50年的時間才做得到。也就是說，在信長的時代，確立了自我之後，馬上就要離開這個世界了，人生結束得很乾脆。

不過，現代人的人生有80年。在確立自我之後，還有30年的歲月要消磨，這30年該怎麼辦呢？印象中心理學家河合隼雄先生曾經提過，可以把這段時間花在自我實現上，雖然我不確定是否真的如他所說，無論如何，我認為這個想法是正確的。

所謂的自我實現，一般是指「自行發現潛藏在自身內在的可能性，並將其發揮至極致」，這不正是積極性養生的作法嗎。如前所述，積極性的養生就是每天都提升一些自己的能量，在死亡的那一天達到最高點，並乘著這個氣勢一口氣突入死後世界。

積極性養生的推進力來自生命的躍動。在生命的躍動之下所滿溢出來的生命力，會讓我們身邊圍繞著喜悅。這種喜悅將會創造出某些東西，至於創造了些什麼，就是依照各人的差異，創造出屬於自己的自我，這就是「自我實現」。也就是說，在自我實現的道路上，再開創出一條自我實現的道路，讓自我無限擴張，這就是無止境的自我實現。

地球的場之自癒能力日漸衰弱，如何使其回復正是當務之急。為此，那怕只多一個人也好，我們亟需懂積極性養生並能親自實踐的人才。請把這件事時時刻刻銘記於心。

# 12 規劃人生

人的壽命有限。請偶爾停下來回顧你的人生，想想你的過去與未來，然後好好規劃一下你的人生。這對每個人來說都是必要的。

有些人在得到癌症後，反而覺得「這樣比較好」，這種人並不罕見。或許他們因此而更懂得品嘗人生，對人生的感受比以前更加深刻；或者與家人更為親近，更能彼此交心。

以前我曾有很長一段時間擔任「清風佛教文化講座」後半部的講者，這個講座是由位於山谷中的臨濟宗名利全生庵開設，在每個月第一與第三個星期六的下午舉行。前半段是由佛教相關人士講道，後半段則是由我以呼吸法為主題，進行與健康相關的演講。

每次參加時，我總是會提早到達會場並進入本堂，悄悄坐在最後面的位子，聆聽佛教相關人士的講道的最後一部份。其中讓我最為印象深刻的是鎌田茂雄老師所講解的《華嚴經》。

「說到這個華嚴經還真是困難啊……若要完全看得懂，大概會生一場大病吧……所以，在談論保健方法的人，都不是什麼簡單的角色喔」鎌田先生說到這裡時朝我看了一眼。嗯，我懂我懂。真的就像鎌田先生說的一樣。

拿我自己當例子。我每年有一百場左右的演講，地點分散在全日本各地。原則上我都是當天來回，而在演講結束的歸途中，一定會在機場或車站的餐廳中待40分鐘左右。一面獨飲，一面享受旅行的風情，一面並思考著過去以及未來。總共會喝掉兩大杯生啤酒，以及兩杯加冰塊的燒酎，約需40分鐘，不用看手錶也知道，畢竟每年會喝上百次。於是我的人生規劃也越來越細膩了。

我在這40分鐘內注意到，人類的本性來自於悲傷之事。我也在這40分鐘內悟出，如果人們能互相尊重彼此悲傷之處的話，便能找回醫療原本的溫暖。而要提升免疫力和自癒力，就必須讓心中維持雀躍感，這也是我在這40分鐘內得到的結論。這40分鐘對我來說確實是很寶貴的時間。

# 13 作為有生殖能力之個體的賞味期限

古羅馬哲學家、政治家，西塞羅（前一〇六年～前四十三年）在他的著作《關於老年》中提到，之所以會覺得變老是一件痛苦的事，是因為以下四點。

**（1）老年人通常與大眾公開活動無緣。**

**（2）老年人的肉體已衰弱許多。**

**（3）老年人的快樂已消失得一點也不剩。**

**（4）老年人離死亡已不遠。**

而其中（3）所提到的快樂，亦包含了情色之事。情色之事即男女交歡以至於濡濕之意，在歌舞伎的世界中常使用濡濕這個字，現代日常中則很少用到。但這樣的隱喻真是不錯。

情色之事總給人很粗暴的感覺，像是蠻橫的主角才會做的事，老人應該會盡可能避免這樣的情形。然而，就像劇場最前排的觀眾可以充分享受舞台劇的樂趣，最後排的觀眾也能樂在其中一樣，青年人離青春期較近，能享受到愉悅的性愛；老人們雖然離青春期較遠，卻也應該能體會到其中的快樂。

就我而言，過了60歲以後，對女性的欣賞與日俱增。雖然都叫做色慾，卻也可分成數個不同的階段。首先，光只要看著有魅力的女性，心中就會覺得滿足。

接著可以試著與她們交談，如果可以邊喝酒邊講些笑話逗她們笑那就更棒了。只是握個手應該也無傷大雅，如果有一起合照的機會，不妨自然地把手放到她們的肩上。但比起這些，可以擁抱更好，如果能緊緊抱著就更棒了。

雖然我也無法否認勃起的力道會隨著年齡衰退，不過就算只是彼此抱著，蓋著同一條棉被，這樣也很棒。貝原益軒也曾說過，60歲後如果還有足夠的精神，建議一個月做愛一次。我則是還沒捨棄這個習慣。

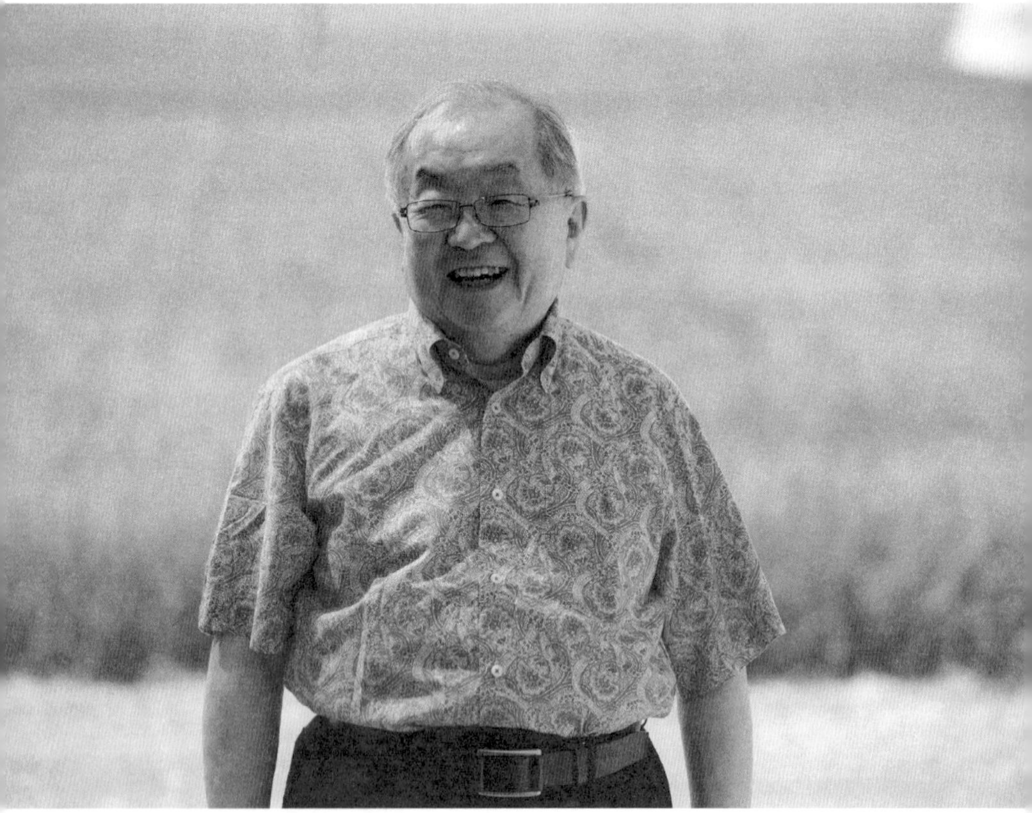

# 第5章

# 就算明天死去也不後悔的生存方式

# 1 如何思考壽命與養生

壽命指的就是生命存在的時間長度，有人認為，人的壽命早已寫在基因密碼中，不會改變。換句話說，當我們出生在這個世界上時，壽命的長度就已經決定好了。這聽起來讓人不太舒服，不過幸運的是，只要改變生活型態，或者改變心態的話，就有可能改變已經決定好的壽命。

換句話說，改變生活方式就可以延長壽命，只要正確的滋養自己的生命就可以了。正確的滋養自己的生命，那不就是「養生」嗎？

到目前為止，我們提過的養生指的都是勞動身體，預防生病，使自己能活到應有的歲數，也就是寫在基因密碼裡的壽命，真要說的話這個算是消極的「防守型」養生。相反的，後面會提到的養生指的是每天提升自己的生命能量，在死亡的那一天達到最高點，並乘著這股氣勢一口氣突入死後的世界，是「攻擊型」的養生。光聽描述，就可以感覺到寫在基因密碼裡的壽命一口氣被拉長了。

積極性的養生與消極性的養生有兩個很大的不同。一個是每天致力於提升生命能量的積極性，另一個則是會將死後的世界納入考慮，將之與活著的世界連貫起來。

而我們又該靠什麼樣的力量來推進這種積極性呢？那就是H．柏格森所說的「生命的躍動」（elan vital），也就是「促進生命發生創造性進化的衝動」。基本上，柏格森倡導的思想與那赫赫有名的C．達爾文提出的「進化論」不同。柏格森認為，只靠自然淘汰，並不足以讓生物進化。

另外，夏目漱石也曾說過「在理想的道路上一直走著，途中突然倒下的那個剎那，我匆匆一瞥過去曾走過的路，才終於明白人生是怎麼一回事」。這裡所「明白」到的事，便能讓我們連接生前的世界與死後的世界。

順帶一提，貝原益軒認為，人的壽命以「百年」為上限。他說「上壽百歲、中壽八十、下壽六十。六十歲以上便屬長生」。以當時的社會而言，能達到下壽的人已相當稀少。現代人活到80歲並不是什麼奇怪的事，要是活到一百歲，應該也會覺得活太久了吧。

## 2 當你開始害怕死亡，會讓現在的你變得不幸嗎？

《論語》有「生死有命」這麼一句話。即人的生死由天命決定，憑個人的力量無法改變。雖然這是眾所皆知的道理，但卻不是每個人碰到死亡時都能接受這樣的想法。

接著要提的是以癌症的心理療法聞名的C. Simonton博士的事。「第2回日本癌症研討會」在一九九六年夏天舉行。演講結束後我走下講台，主辦者M先生走過來和我說：「醫師，您不是很想和Simonton老師聊一聊嗎？我們已經為兩位在隔壁的飯店餐廳準備好午餐了。」這時我心想「我本來是想早點回去，卻又幫我安排了這些多餘的行程」卻還是去了餐廳。一位女性口譯也和我們同席。稍微講了幾句話之後，我發現他的咬字不怎麼清晰，想著「啊，這個人在公開場合應該會很辛苦吧」，不過仔細一看，他灰色的眼瞳中寄宿著對生命的熱情。

我邀他「要不要趁待在日本的時候來一趟川越，一起去吃鰻魚呢？」於是他馬上拿出手冊，取消去箱根的行程，改到川越來了。看來他是個愛熱鬧的人，讓我越來越喜歡他了。

後來，每當他造訪日本，向癌症患者們演講之後，都會來吃鰻魚，這已成為了慣例。在某一天的演講中他這麼說。

「各位！想克服這些難以治癒的疾病，必須抱著絕對要治好的強烈決心。但是，如果過於執著在這上面，反而會讓病情惡化。」

會場馬上有人舉起手，詢問「要怎麼樣才能不執著在這上面呢？」

「除了要有強烈的決心之外，也必須有勇氣，接受自己可以在任何時候死去。」

「我做不到啦！」一位女性淚眼婆娑地說。

「現在做不到也沒關係。只要心中想著，總有一天可以達到那個境界，一點一點慢慢努力就行了。」

# 3 如何迎接幸福的死亡

大戰時，美國以及歐洲人所拍的電影如怒濤般席捲而來，那時我正在唸高中。我每天都被這個怒濤捲得翻來覆去，看得目眩神迷，那是我瘋狂的電影少年時代。

而這些有名電影的結局畫面一個比一個精采。如果要我舉一個最讓人印象深刻的，那就是《驛馬車》了。這是一九三九年製作的美國電影，導演是約翰・福特。

以喧囂的酒場與人聲鼎沸的大街為背景，夜晚的羅斯堡相當熱鬧，只見一台馬車正要出城。操控馬車的是逃獄犯人Ringo Kid（John Wayne飾演），他不久前才殺死了仇人。他已達成目的，正準備要乾脆地自首。但因為他不久前擊退了前來襲擊的阿帕契族原住民，受到警官讚賞，於是警官放了他一馬，讓他可以繼續旅行。坐在他身邊的是仰慕他的酒家女Dallas（Claire Trevor飾演）。為他送行的則是放了Ringo一馬的警官Curly（George Bancroft飾演）與醉醺醺的醫師Boone（Thomas Mitchell飾演）。送走馬車之後，Curly對身旁的Boone說「今晚來喝酒吧，我請客！」Boone則回應「嗯，就一杯吧。」這真不像是嗜酒如命的他會講的話。或許是因為他們一起度過了阿帕契族的襲擊，以及許許多多的苦難，已建立起戰友般的感情的關係吧。

死亡也是我們人生的結局。我希望我死去時，能像《驛馬車》的結局畫面一樣經典。所以我每天都會幻想自己的最後一幕會是什麼樣子。而且我想到的不只一種，而是有七八種之多。像是在初夏的夜晚，邊吃著初鰹邊喝點酒，讓身心快活起來之後，在居酒屋前面倒下來，這是我最常想像的一幕。

而且，死後的世界應該有許多人在等著我才對。父母、妻子、小孩、撫養我長大的增田奶奶。太極拳老師楊名時、手術高手也是酒豪的片柳照雄老師。以及在住院時被告知無藥可醫，而把我叫過去，滿臉笑容地拜託我處理後事的霜田勝先生等人，應該已經準備好酒和菜餚等著我了吧。這不是很令人期待嗎？

# 4 病情的告知

一九七六年5月，我前往都立駒込醫院就任外科部主任，那時我正好40歲。在那個年代，一般來說不會直接向病人告知所罹患的疾病名稱。相對的，我們會把家屬叫過來，在病人聽不到的地方告訴家屬病人得到的是什麼病。

幾乎所有家屬都會說「我們家那位很愛鑽牛角尖，要是知道他得了這個病，不曉得會多怨嘆自己，請您別告訴他病情」。當然，也是有那種希望我們能老實告訴病人他得了什麼病的家屬，但非常非常少。

我的專長是食道癌手術。打開右胸、打開腹部、打開左頸部，是個很大的手術。病患們都不曉得自己得了什麼病，卻能默默的接受這些治療，至今我仍覺得這很不可思議。或許有些病患是真的認為，和沒辦法吃東西的煩惱相比，病名根本無所謂。但我也覺得，其中有些人只是保持沉默，假裝自己不知道。

我目前工作的醫院於一九八二年11月開張，當時我也不會主動告知病患病名，所以也沒辦法以預防復發為由邀請病患來練氣功，我的氣功道場總是門可羅雀。我還記得八〇年代末期，我的道場才開始熱鬧起來，那時我們終於可以告訴病患他們得了什麼病了。

生病也是人生的一個階段，我始終認為，應該要把正確的疾病名稱告訴病患，但要不要告訴他們剩下多少壽命是另一回事。就算我們可以告訴病患，在統計學上某個臟器得到某個疾病時，病患還剩下多少壽命，但因為每個病患在這之後的生活型態，以及心理的看法各有不同，我們無法預料到病情會有什麼發顫，故我們很難估計病患實際上會剩下多少壽命。

倫敦的女醫A. Clover曾說過：

「沒有比癌症更難以理解的東西了」這句話讓我印象深刻。

這和我平時常說的「沒有人知道明天會發生什麼事，所以對任何事都抱著期待全力以赴」有著類似的心境。

而Clover女士的下一句話則是

「因此，什麼治療方式都可以試試看。」

## 5 一直到死都精神奕奕的ＰＰＫ哲學

在我的孩子還小，我也只有30多歲的時候，有時會想到瀕臨死亡時的事。如果我因為心肌梗塞或腦幹出血等原因，在一瞬間死去的話，那該有多可惜啊。至少在死之前，哪怕只有一些些也好，我還是希望能有一點時間讓我回顧我自己的人生。

既然如此，還是得到癌症死掉比較好一些，我腦中偶爾會出現這種念頭。但想到我有許多戰友都為了不死於癌症而奮戰著，只好下定決心不說出來，後來也真的沒有提過這件事。另外，我開始大量購買、蒐集許多有名的作品，雖然現在沒時間閱讀，但心中想著總有一天會把它們都讀完。

坊間流傳著ＰＰＫ（日語為pinpinkorori）這個不曉得是誰發明的詞。意思是指平時很健康、一生都很有精神的人，某天卻突然倒下去世。當然，我不怎麼喜歡這個詞。不是因為我討厭這個詞的意思，而是這個詞本身聽起來不怎麼浪漫。

不過有一次，我在夏目漱石的《野分》以「白井道也是文學家」這行文字開頭的文章內中看到「在理想的道路上一直走著，途中突然倒下的那個剎那，我匆匆一瞥過去曾走過的路，才終於明白人生是怎麼一回事」這句由白井道也說出來的話，頓時豁然開朗。

不管是心肌梗塞還是腦出血，在死亡的瞬間，我的人生會像走馬燈一樣在眼前跑過一遍，然後明白並認同自己的人生意義。於是「在理想的道路上一直走著，途中突然倒下」便成了我的生死觀。

而身為攝影師及作家的藤原新也先生，在他的著作《Memento mori》（情報中心出版局）中這樣寫著「所謂的死亡，人們並不會頻繁地意識到它們的存在。而是在某個時間點，當人們走到盡頭時，死亡會突然降臨，人們必須立刻做出決斷，接受死亡。因此，在人們活著的時候，應該要養成決斷能力，以接受死亡在任何時刻降臨」。

這真是說得太棒了。

## 6 生命的品質

人生有高潮也有低潮，卻沒有勝利組與失敗組之分。我們都是來自虛空的孤獨旅人。生存於這個地球上的任何生物、任何生命，都是在一五〇億年前的大爆炸中誕生，經過一五〇億年的旅行，降臨到這個地球上。

我們的生命可說是來自Chaos（混沌），並於自身內在中創造出規律且調和的Cosmos（宇宙）。隨著規律性高的事物逐漸誕生，我們的生命也逐漸失去能量。這麼一來便沒辦法回到我們的故鄉──虛空。故宇宙的根源（Source）便設置了地球這個地方，讓我們能暫居於此。

在這個的地方過了幾十年，累積的能量越來越多。當我們儲存了足夠的燃料之後，就會依照順序踏上回到虛空的歸途。地球對每個生命來說，都是一個應致力於提升生命能量的修行地。絕對不是桃源鄉或烏托邦之類的地方。修行是一件很困難的事，在修行的路途從一開始便已崎嶇不平。生活在這個世界上絕不是什麼輕鬆的事。不過在我們克服困難的時候，我們便能獲得更多力量。這不也是件值得高興的事嗎？

旅人心中常懷有各種旅行風情。有些旅行風情讓人喜悅，有些則讓人悲傷；有些感情讓人雀躍，有些則讓人寂寞，這些旅行回憶都會深藏在我們的心底。而其根本與鄉愁相似，主角都是悲傷。若我們互相尊重彼此生命中的悲傷，我們的生命品質將會有超乎想像的提升。

「如果雀躍是正的聖火，那麼悲傷大概就是負的聖火了吧」藤原新也這麼寫道。

神谷美惠子在日文著作《關於活著的意義》（美鈴書房）中提到「若要實際感受到自己真的活著，就不能讓活著這件事過於順利，些許的阻礙是必要的。因此，為了活下去而努力的過程，為了活下去而感到痛苦的過程，才是讓我們的生命更加充實的事物」。

# 7 放下執著，就能改變人生

放下執著，便能回復平常心，讓戰略上的直觀更加敏銳。所謂的平常心，指的並不是一般人說的心情平靜，而是讓腦袋變得靈敏，容易被激發出瞬間的靈感，讓我們保持開放、彈性的心境，以應對各種突發狀況。也就是臨濟宗僧澤庵宗彭說的「不動智」，亦為他與武將柳生宗矩（一五七一～一六四六）談論劍禪一致之《不動智神妙錄》時所提到的「不動智」。

至於戰略上的直觀（Strategic Intuition），是由普魯士將官卡爾．克勞塞維茲（一七八〇～一八三一）提出，後來哥倫比亞大學商學院副教授威廉．杜根（William Duggan）命名的。

戰略上的直觀可分為以下四個階段：

**（1）學習歷史上的前例。**

從過去的戰爭中選擇類似的例子，整理其前因後果，並將這些分析結果記憶下來。

**（2）讓這些事在記憶中稍作停留，然後忘掉它們，回復平常心。**

這裡提到的平常心即為前述澤庵宗彭的不動智。

**（3）從高處匆匆一瞥戰場的範圍。**

也就是俯瞰整個戰場。只要匆匆一瞥，不需要仔細分析看到的事物。正因為只是匆匆一瞥，才會讓人靈光一閃。

**（4）決定戰略之後，胸懷鬥志，不屈不撓地實行。**

說來有些諷刺，克勞塞維茲就是從敵人拿破崙學到這點的。而據杜根教授所言，許多劃時代的貢獻，都是由這種戰略上的直觀所衍生出來的。舉例來說，像是哥白尼的地動說、湯瑪斯．孔恩的典範轉移、比爾蓋茲的成功、Google搜尋的市場獨佔、甘迺迪的阿波羅計畫等等。

## 8 回復初心

79歲的秋天，依照慣例，我為某個月刊寫了「新年問候」。「今年我將迎來傘壽80歲」寫到這裡，不知不覺讓我正襟危坐了起來。

這是因為，照我每天都在講的積極性養生法，應該要每天提升自己的生命能量，並在感覺到自己將要死去時，一口氣加速，進入死後的世界。既然到了傘壽的年齡，感受到死亡的機會在什麼時候出現都不奇怪。因此我必須每天都做好準備，讓自己在任何時候都有辦法加速進入死亡，想到這裡就會不知不覺正襟危坐。在我把這份原稿送出的幾天之後，與我合作的週刊雜誌請我與相澤英之律師在「養生對談」中進行對話。相澤英之是女演員司葉子女士的丈夫，由於他高齡96歲，要是和以往的對談一樣在我的診所進行，可能對他的腳造成負擔，我會很過意不去。於是我便詢問要不要讓相澤先生指定其他適合的地點，他卻說沒那個必要。

到了對談當日，我看到他走進診所大廳的樣子時嚇了一大跳。好年輕！腳步也很穩健，後面跟著一個年輕的美女秘書。開始談話後又更讓我吃驚了，他的聲音很年輕，說話也很有活力。不僅如此，他談起過去經歷時很有震撼力。太平洋戰爭末期時，他被派往中國戰線的軍隊，戰爭結束後則被扣留在西伯利亞。回國後每天要吸一二〇根菸草，也會喝很多酒。擔任過大藏省（日本財政部）事務次官，曾參與過國家政策。不過在70歲那年，因胃癌而把整個胃摘除。

我被他的氣勢壓倒了，正襟危坐的我反而覺得很彆扭。在他的面前我就像「雛鳥」一樣，戰戰兢兢地活著。回復初心的我深受感動，哪怕只有一些些也好，都想要再接近他一點。煩惱即菩提、生死即涅槃，指的就是這個境界吧。為相澤英之開胃癌刀的主治醫師給了他這樣的忠告：為了防止癌症復發，請戒掉菸草和酒。於是他在一天之內毫不猶豫地戒掉了原本一天要吸一二〇根的煙草，這種決斷能力真是太驚人了。他說他比較喜歡酒，他以前常在戰地與四位愛喝酒的軍官一起喝掉兩斗酒（一斗約為兩公升）。就結果而言，癌症也確實沒有復發，主治醫師有很好的洞察力。

## 9 把每天當成最後一天

為了能稍微舒緩病患對死的不安，我自己每天都抱著「今天是最後一天」的想法活著，這樣的日子已經超過十年了。假裝每天的晚餐都是最後的晚餐，雖然自己這麼講很奇怪，但我也早已習慣了。

今天的我也抱著這樣的想法。我從昨天起，參加了在花卷溫泉開設的「岩手養生塾」兩天一夜的課程。而在回家的路上，與搭同一班新幹線的三位同行夥伴，一起到大宮站的車站大樓內一家我們熟悉的鰻魚店，暫時卸下旅行裝備，開一場小型宴會，彼此傾訴。以「川越養生塾」為起點，我們盡可能地走過全國各地的養生塾。這三位分別是常與我同進同出，就像我的左右手一樣的岡庭和子女士、專門負責癌症患者的緩和醫療，還很年輕的丸山琴美女士、以及在我的氣功道場工作，從以前開始便一起奮鬥的同志，青木正明先生。

我們首先用生啤酒乾杯。接著再享用這間店的招牌，本鮪的生魚片、切半的鰻魚白燒（不沾醬直接烤熟的料理方式），以及傑克丹尼威士忌。於花卷溫泉度過充實的兩天之後累積了不少疲勞，在這裡卻能讓我們完全放鬆身心。這可說是最幸福的一刻。

我們也把這天的晚餐當作最後的晚餐，一開始乾杯時，便在心中對自己說「今天還有7個小時！好好地享受吧！」接著就和大家熱鬧地聊天。不過有的時候會覺得聽不到大家在講些什麼。不，聽還聽得到，但卻完全聽不懂說了什麼內容，就好像是隔著一層蚊帳聽大家說話一樣。

雖說如此，我也不會刻意豎起耳朵，想辦法加入談話。這種時候總是會讓我想到已經去世的朋友、家人等人，並在心中與他們對話。現實中正在談笑之間的人們，也因為我的右耳有重聽，不會刻意來和我攀談，而是把我晾在一旁。這樣也好，我可以暫時盡情沉浸在與故人的回憶中。

今天晚上來拜訪我的是我的一位好友，外科醫師片柳照雄。他任職於東京大學醫院第三外科，是小我一屆的學弟，也是一位手術技巧高超的名醫，就我所知，沒有比他更厲害的人了。不過，他的專長是胃癌手術，我則是食道癌手術，幾乎沒有一起動手術的機會。即使如此我還是很了解他。

我們的興趣完全不同。他的興趣是網球和高爾夫，我則是武術和麻將，幾乎是不同世界的人。那麼，為什麼我們會變成感情那麼好的朋友呢？或許你已猜中了，我們兩人的共通點就是酒。

在我們兩人還在都立駒込醫院工作的那段日子，常會意氣風發地說「靠我們的手來征服癌症吧！」這段時間我們也常一起喝酒。他的手術技巧暫且不論，很會喝酒倒是真的。酒量很好，喝到最後一杯時仍能平靜地談話，完全不會因為醉酒而亂講話。光是一起喝酒就覺得身心舒暢，他就是這樣的男人。

我們雖沒有特別講好，卻幾乎在同一個時間離開都立駒込醫院。他到茨城縣古河市地某間生協醫院就任院長，我則是到地處市郊的川越，打著結合中西醫的名號，開設專門治療癌症的醫院。古河市與川越市的距離，說長不長，說短也不短。但我們兩人卻彷彿無視這段距離般，仍然時常一起喝酒。在新就任的醫院內想必會累積不少疲勞吧，但他的酒量卻一天比一天好。然而好人不長命，他突然生了一場病，在只有60歲的時候離開了人世。

我非常傷心。他在自己的醫院的加護病房度過了沒有意識的一個月。在他過世之前，我曾和他從都立駒込醫院帶過去生協醫院擔任副院長與護理長的朋友們，一起在他的病床邊喝酒敘舊。現在的我常想起那時酒的味道。

在大宮鰻魚店發生的事對我而言並不稀奇，就算在其他地方發生這類的事，狀況也不會差太多。吃最後的晚餐時，有的時候只有我一個人，但通常會有其他人來和我作伴。因此，像今天晚上這樣，在乾杯之後，把今天當作人生的最後一天時，在晚餐的途中，突然會聽不到周遭聲音，卻開始與已去世的某人開始愉快地交談。

太極拳的楊名時老師、我的雙親、照顧我長大的奶奶、在醫院的加護病房被宣告無藥可醫後，把我叫過去，微笑著向我交代後事的霜田勝先生、以及在中國內蒙古自治區的友人阿爾泰森老師與Windarai老師等人，皆曾出現過，為最後的晚餐增添了不少風采。

## 10 活著要懂情趣

以研究貝原益軒的《養生訓》聞名的史學家立川昭二老師曾提過，益軒的《養生訓》裡講的東西並不是要讓人長壽或不生病，而是要人懂情趣地活著。

把酒當成上天賜予的美食厚祿、愛著比自己小22歲的妻子、喜愛自然、喜愛旅遊、喜愛讀書，收藏了龐大的著作。益軒的生活確實很富情趣。

「酒是上天賜予的美食厚祿。喝下少許便能提升陽氣、血氣通暢、促進食慾、消憂解愁、提起興致，對人相當有益。」

除此之外，他也說過：

「請客人吃飯時，一直勸客人喝酒，讓對方覺得痛苦，是很不為對方著想的舉動。因此不該讓對方喝到爛醉。」

相反的，「如果主人不特別勸酒，客人還是喝得比平時多而醉倒，或者是在主人沒有勸酒之下，客人不客氣地喝到半醉，一同享受酒席的樂趣，這是最棒的。」這就是益軒所謂的情趣吧。

說到情趣，就不得不提《「情趣」的結構》（九鬼周造，岩波文庫）這本書。這本書中對「情趣」的定義是「（脫離舊有姿態而）煥然一新、有彈性（的骨氣）、有魅力（媚態）」。這裡所說的煥然一新，指的是要適時地放棄。就算是再怎麼美妙的事物，也不表示追尋到最後是件好事，應該要在到達適當的位置時放下，為這個過程做一個圓滿的結尾。而支撐自己費盡一生追求目標的是自己的骨氣，但要是有更好的對象出現，最好能把道路讓給他。而最後則是我們的魅力，也就是色氣。色氣來自於我們滿溢出來的生命力，隨時都抱著雀躍的心情面對每一件事。過著有情趣的生活，這樣才叫做「活著」。

色氣會在生命力旺盛時自然散發出來，雖然我們還無法證明人類的色氣究竟是什麼，但這就像昆蟲釋放出費洛蒙時，會吸引異性接近的狀況一樣。當體內的熵被釋放出來時，可增加體內的規律性，或許我們可以把這種現象與色氣聯想在一起。

# 11 歡喜與創造

我心中的某個櫃子裡裝著最後的晚餐、截稿稿件、早晨的太極拳、與女性小酌後的擁抱等等，許許多多讓人雀躍的題材。

然而，除了這些既定形式的題材之外，在我們日常生活周遭也可能會遇到各種新奇的機會，讓我們感到驚喜。舉例來說，前年7月發生了一件事。

那時我在一個靠近御茶水站的會場所舉行的研討會與人對談。對談結束，當我走下講台時，一名中年男性站在我的眼前。

「好久不見。請問您記得我是誰嗎？」

我完全想不起來。

「真是抱歉，請問您是哪位呢？」

「我是綠書房的……」

「咦！綠書房的……」

我突然想起來了。

「是吉田先生嗎？」

這真是言語無法形容的喜悅，正是前面所提到的雀躍。

事情的經過是這樣的。

那是發生在一九八九年6月天安門事件以前中國的事。在一個由竹林包圍著，古色古香的會場內，充滿著平靜而富學院風格的氣氛。聽眾為北京大學經濟學系某個專題研討會的學生，以及體育學系的學生，共約一百人左右。

我在村木老師之前，以「結合中西醫的癌症治療」為題演講。在演講快結束時，一名學生舉起了手。

「能不能請您解釋一下您所提到的『氣』是什麼呢？」

突然被問了這個問題，讓我有些狼狽，讓我不太曉得該怎麼回答。

「所謂的『氣』，究竟是一種物質、一種能量、還是一種資訊，我們並不清楚，也不明白其原理。但無論如何，我們可以把氣看成是某種可打破『熵隨時間增加之定律』的東西，讓體內的熵減少，換句話說，就是可以提升體內規律性的東西。」

中國口譯員不曉得怎麼翻譯「熵」，突然呆住講不出話。不過聽眾可是北京大學的學生，於是其中有人便對著口譯員大喊：

「他講的是熵啦！」

「原來是在講熵啊。」

整個會場一陣騷動，但總算得到答案，舉手提問的學生也滿足地點了點頭坐下。

回國以後，我壓抑不住我的興奮之情，立刻以「氣與熵」為題向日本東洋醫學會申請演講。讓我意外的是，學會接受了我的提議。來聽我演講的人相當踴躍，然而在演講結束時，會場卻一片寂靜，沒有人要提問。這種時候，主持會議的老師們通常會慣例性地提出幾個問題，但連這些問題都沒有，完全無視了這個階段。

這讓我有點不舒服，於是我走下講台，想要直接離開。我走在走廊上時，有個人追了上來，那是醫界的大前輩S醫師。

「你的演講非常棒喔。」

既然這樣，就在會場上發言啊！我的心中不自覺地有些怨言。

「把氣和熵聯結在一起，想必你是第一位。快把論文寫出來吧。」

我感謝他的忠告，很快地把論文寫了出來。那麼，該投稿至何處呢？醫界權威雜誌不採用這份原稿地可能性相當高。那麼又該投稿至哪個沒那麼權威的雜誌呢？一陣煩惱後，我選擇投稿到綠書房的雜誌《東洋醫學》上。說這份雜誌沒有權威或許有點失禮，但從它直書的格式來看，怎麼想都不像是學術界的雜誌。不過我卻因為它的內容讀起來很親切，故常購買閱讀。在我投稿後，除了採用通知外，年輕的吉田幹治先生也出現在我的眼前。那時的喜悅至今我仍難以忘懷。

回到與他在御茶水再次相見的時間點。吉田先生在綠書房工作了10年之後，自己開了一家出版社，幸運的撐過了初創期沒有倒閉。他便請我寫一本與整全醫學相關的書，而我也欣然接受。當我把書的大綱目錄給吉田先生之後，收到了他的回覆傳真。內容寫著「我的出版工作是以帶津醫師探討熵的言論為起點，在業界載浮載沉了25

年，終於再度回到帶津醫師身邊」讓我相當欣喜。

# 12 人類的尊嚴

我在醫療現場累積了超過半個世紀的經驗。而在這些經驗中，我藉由治療、療癒病患的過程明白到，醫療真正的目的在於：幫助人們在生老病死的各個階段，完整他們作為人類的尊嚴。

那麼，人類的尊嚴又是什麼呢？當然，答案隨著個人觀點不同而有所差異。就我本身而言，以積極性養生貫穿整個生老病死的過程，以至於死後的世界，便能完整我作為人類的尊嚴。關於積極性養生，本書已說明過許多次，不過在此讓我們再次回顧，那就是「每天都提升一些自己的生命能量，在死亡的那一天達到最高點，並乘著這個氣勢一口氣進入死後世界」。

而在這個過程中，最重要的是生前世界與死後世界的交接處。兩者是如何連接在一起的呢？原則上，這與本書中時常提到夏目漱石的生死觀相同。

「在理想的道路上一直走著，途中突然倒下的那個剎那，我匆匆一瞥過去曾走過的路，才終於明白人生是怎麼一回事。在你明白的那一刻，兩個世界便連接在一起。」

這種連接方式乍看相當平凡，可以的話，我還真想在我還待在生前世界時，便能將生與死的世界合而為一。但卻並沒有那麼簡單。

在我眼前第一個做到這點的人，是我至今仍相當敬愛的太極拳老師，也是我的酒友，楊名時老師。

在老師晚年時，我每個月會去三次老師家喝酒聊天。有次老師像是突然想到般，平靜的說：「不管我是生是死，我就是我。您是我的主治醫師，一切就拜託您囉。」老師和藹的表情讓我感覺像是一陣清風吹來。

我也想像楊名時老師一樣活著，就算明天即將死去也不會後悔。

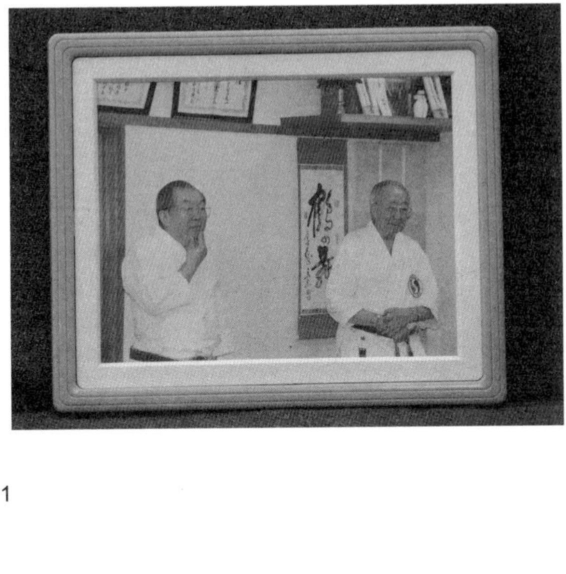

結語

# 歡喜雀躍的我

人們活得再久，也不過就是百年。和虛空的長久歷史比較起來猶如曇花一現，只是一瞬間的事而已。就像是一場夢一樣，由一大堆可有可無的事堆疊起來。

即使如此，每當我想到夏目漱石度過的人生，便覺得那不是一場虛無飄渺的夢，而是一個充實的過程。在那短短的49年的人生中，還真是經歷了不少苦難啊。他寫了《我是貓》、《草枕》、《虞美人草》、《三四郎》、《從此過後》、《彼岸過後》、《野分》等許多名著。而由《漱石書簡集》中所記，他每天的日常生活中常能感受到雀躍的心情，看來他一定不會後悔度過這樣的人生吧。

人生的長度不是一切。本書是回顧我這八十多年來每一天的心得，卻還不能完全代表我的整個人生，也比不上漱石的49年人生，再怎麼說也只是人生道路走到一半時，稍微回顧一下，一窺我過去的生活以及養生方式而已。

首先談談我的工作。要評價我的工作成就為時尚早。再說，評價本來就該由別人來做，故這裡就不多提。我一直很慶幸自己是一個喜歡工作的人。不過，努力工作乃是為了讓自己更能享受晚上的小酌，動機或許沒那麼單純就是了。

至於晚上的小酌，隨著日子一天天過去，我越來越能享受這個活動，這正是我人生的幸福所在。我希望在死去之前，都能維持這種享受的感覺。再來則是與女性的來往。每天都有能和我擁抱的女性，希望這點也能持續到永遠。

此外，我也很感謝一直有人來向我邀稿。酒、女性、寫作，這就是每天能讓我身心活躍的三個條件。

就算看似不養生的生活，加入了雀躍的心情，就變成了養生的生活。如果一般認為對身體不好的事物是你喜愛的事物，那對你的身體健康便很有幫助。

為我們健全的每一天乾杯！

帶津良一

國家圖書館出版品預行編目資料

不養生訓：喝酒、不忌口、談戀愛!過得快樂,才是人生! / 帶津良一著；陳朕疆譯. -- 初版. -- 新北市：世茂, 2018.09
面；　公分. -- (生活健康；B442)
ISBN 978-957-8799-32-5(平裝)

1.健康法　2.養生

411.1　　107010604

生活健康 B442

# 不養生訓：喝酒、不忌口、談戀愛！過得快樂，才是人生！

**作　　者** / 帶津良一
**譯　　者** / 陳朕疆
**主　　編** / 陳文君
**責任編輯** / 曾沛琳
**封面設計** / 林芷伊
**出 版 者** / 世茂出版有限公司
**地　　址** / (231)新北市新店區民生路19號5樓
**電　　話** / (02)2218-3277
**傳　　真** / (02)2218-3239（訂書專線）、(02)2218-7539
**劃撥帳號** / 19911841
**戶　　名** / 世茂出版有限公司
**世茂官網** / www.coolbooks.com.tw
**排版製版** / 辰皓國際出版製作有限公司
**印　　刷** / 祥新印刷股份有限公司
**初版一刷** / 2018年9月

**I S B N** / 978-957-8799-32-5
**定　　價** / 280元